太阳草传奇

黄精养生文化探论

胡泽帮 主审

李良松 任再荣 编著

何广益 梁壮 张诗晗 整理

学苑出版社

图书在版编目（CIP）数据

太阳草传奇：黄精养生文化探论/李良松，任再荣编著；何
广益，张诗晗，梁壮整理. —北京：学苑出版社，2020.5
ISBN 978 - 7 - 5077 - 5922 - 8

Ⅰ.①太…　Ⅱ.①李…②任…③何…④张…⑤梁…　Ⅲ.
①黄精 - 养生（中医）　Ⅳ.①R282.71②R212

中国版本图书馆 CIP 数据核字（2020）第 062374 号

责任编辑：黄小龙

出版发行：学苑出版社

社　　址：北京市丰台区南方庄 2 号院 1 号楼

邮政编码：100079

网　　址：www.book001.com

电子邮箱：xueyuanpress@163.com

销售电话：010 - 67601101（销售部）、010 - 67603091（总编室）

印 刷 厂：北京画中画印刷有限公司

开本尺寸：880mm×1230mm　1/32

印　　张：6.375

字　　数：149 千字

版　　次：2020 年 5 月第 1 版

印　　次：2020 年 5 月第 1 次印刷

定　　价：48.00 元

内容提要

在浩繁的中华本草中，黄精是最具有文化内涵和历史传奇色彩的中药品种之一。神仙家将之列为上品，道家将其视为养生的圣药，佛家将其看作三界共享的珍宝。

汉代《博物志》载："太阳草，服之长生，即黄精也。"宋代诗人朱弁写道："仙经何物堪却老，较功无如太阳草。"古人之所以将黄精称作太阳之草，这是因为他们认为黄精吸收了天地日月之精华，具有养生、回阳、却老、滋阴、益气等多种功效，且性味甘缓平和、药食两佳，虽补气却无人参之燥热，虽养阴却无灵芝之苦寒，既可燮理阴阳，又能调养气机，适合长期食用，位列养生本草之首。

本书共6章23节，分别从源流、功效、方剂、用法、传奇、诗文等各个视角阐述黄精在养生保健等各个方面的广泛运用。

目 录

第一章 黄精概述 …………………………………………（1）

第一节 黄精问史 ………………………………………（2）

第二节 黄精溯源 ………………………………………（5）

第三节 黄精探踪 ………………………………………（10）

第二章 黄精功效 …………………………………………（13）

第一节 传统功效 ………………………………………（13）

第二节 化学成分与药理作用 ……………………………（28）

第三节 临床应用 ………………………………………（36）

第三章 黄精方剂 …………………………………………（42）

第一节 古代验方 ………………………………………（42）

第二节 黄精医案 ………………………………………（67）

第三节 黄精炮制 ………………………………………（79）

第四章 黄精用法 …………………………………………（86）

第一节 野生黄精 ………………………………………（86）

第二节 蒸炙黄精 ………………………………………（87）

第三节 药制黄精 ………………………………………（87）

第四节 黄精食品 ………………………………………（88）

第五节 黄精饮品 ………………………………………（89）

第五章 黄精故事 …………………………………… （90）

　第一节 黄精的历史故事 ………………………… （90）

　第二节 黄精的民间故事 ………………………… （106）

第六章 黄精的诗歌文赋 …………………………… （128）

　第一节 南北朝与唐代黄精诗作 ………………… （128）

　第二节 宋代黄精诗作 …………………………… （138）

　第三节 金元黄精诗作 …………………………… （163）

　第四节 明代黄精诗作 …………………………… （171）

　第五节 清代黄精诗作 …………………………… （179）

　第六节 黄精词曲赋散文及小说 ………………… （188）

结语 …………………………………………………… （196）

第一章　黄精概述

黄精是中华养生文化中极具神秘色彩的药物，葛洪《抱朴子》记载："昔人以本品得坤土之气，获天地之精，故名。"古来关于黄精养生功效的记载，均赋予了黄精"奇"与"灵"的色彩。《道藏·神仙芝草经》载："黄精，宽中益气，五藏调良，肌肉充盛，骨体坚强，其力倍多，年不老，颜色鲜明，发白更黑，齿落更生，……花为飞英，根为精气。"黄精被誉为天地之精、太阳之草，相传为黄帝御用的养生佳品，是历代儒释道共同推崇的养生圣药，也是各种民间传说中的传奇神药。

时至今日，黄精在中药家族中依然是一味重要的滋补药物。黄精性味甘平，归肺、脾、肾经。具有滋肾润肺、补脾益气、养阴生津之功效，用于治疗阴虚肺燥，干咳少痰，肺肾阴虚，劳嗽久咳；脾胃虚弱；肾精亏虚，内热消渴等，现代研究也证明黄精有降压、抗衰老、增强机体免疫力等功效，治疗糖尿病（消渴）疗效显著。2002年原卫生部公布的《既是食品又是药品的物品名单》中，黄精之名赫然在内，被认为是适合长期服用的养生佳品。

据史书所载，黄精别名甚多，有龙衔、白及、兔竹、垂珠、鸡格、米脯、菟竹、鹿竹、重楼、救穷、戊己芝、萎蕤、苟格、马箭、仙人余粮、气精、生姜、野生姜、米哺、野仙姜、山生姜、玉竹黄精、白及黄精、阳誉蕤、土灵芝、老虎姜、山捣臼、鸡头参、赖姜、鬼蔓菁等，《四库全书·经部》中载有"黄精，龙衔也""鹿竹、鸡格，黄精也"。在古人的记载中，不乏服食黄精长生久视或是羽化登仙的传奇故事。在这些故事中，黄精或许并非现如今所言的黄精这一味中药，而是许多具有延年益寿功效的草药的统称。黄精真正作为中药被记载始于《名医别录》，继而成为中药学与中医养生文化中极为重要的组成部分。

第一节　黄精问史

中药黄精始载于《名医别录》，除了对黄精功效的介绍外，还提到了黄精的五种别名："一名重楼，一名菟竹，一名鸡格，一名救穷，一名鹿竹"，并简略介绍了黄精的生长与采摘："生山谷，二月采根，阴干。"东晋初期《五符经》云："黄精获天地淳精，故名为戊己芝，是此久也。鹿竹、菟竹，因叶似生而鹿兔食之也。"东晋葛洪在《抱朴子内篇·仙药》中记载："昔人以本品得坤土之气，获天地之精，故名黄精，服之十年，乃可大得其益耳。俱以断谷不及术（指白术），术饵令人肥健，可以负重涉险，但不及黄精甘美易食，凶年可以与老小代粮，人不能别之，谓之米脯也。"西晋大臣、文学家张华所著《博物志》上记："昔黄帝问天姥曰：天地所生，有食之令人不老者乎？天姥曰：太阳之草，名曰黄精，饵食之，可以长生，太阴之草名曰钩吻，不可食，食之立死。人信钩吻杀人，不信黄精之益寿，不亦惑乎？二月采根阴干，久服延年不饥，今上方山僧常以此谓送礼之物。"

南北朝齐梁陶弘景在《本草经集注》中也记载了黄精，除了摘录《名医别录》里的内容外，还补充黄精的产地"今处处有"，说明在这一时期黄精已极为常见，同时也详细介绍了黄精植物的形状："一枝多叶，叶状似竹而短，根似葳蕤。葳蕤根如荻根及菖蒲，概节而平直；黄精根如鬼臼、黄连，大节而不平。虽燥，并柔软有脂润。"其后在《雷公炮炙论》中，最早提到了黄精与毒草钩吻的鉴别："雷公云：凡使，勿用钩吻，真似黄精，只是叶有毛钩子二个，是别认处。若误服，害人。黄精叶似竹叶"，以及黄精的普通炮制方法："凡采得，以溪水洗净后，蒸，从巳至子，刀薄切，曝干用。"

　　唐朝对中药黄精的记载可见于孟诜《食疗本草》、苏敬《新修本草》和孙思邈《千金翼方》等书中。其中《食疗本草》首次提出了黄精的"九蒸九曝"的炮制方法："其法：可取瓮子去底，釜上安置令得，所盛黄精令满。密盖，蒸之。令气溜，即曝之。第二遍蒸之亦如此。九蒸九曝。凡生时有一硕，熟有三、四斗。蒸之若生，则刺人咽喉。曝使干，不尔朽坏。"《食疗本草》还提到了黄精的服食方法和可服用部位："其生者，若初服，只可一寸半，渐渐增之。十日不食，能长服之，止三尺五寸。服三百日后，尽见鬼神。饵必升天……根、叶、花、实，皆可食之。但相对者是，不对者名偏精。"《新修本草》中对《本草经集注》中黄精的内容进行了补充说明，主要是对于其植物的鉴别上有了更详细的对比："黄精肥地生者，即大如拳；薄地生者，犹如拇指。葳蕤肥根，颇类其小者，肌理形色，都大相似。今以鬼臼、黄连为比，殊无仿佛。又黄精叶似柳叶及龙胆、徐长卿辈而坚。其钩吻蔓生，殊非比类。"《千金翼方》中的记载则与《名医别录》中无异。

　　宋代文献中对中药黄精的记载内容极为丰富，北宋《圣济总录》云："常服黄精能助气固精、补填丹田、活血驻颜、长生不老。"《太平圣惠方》云："黄精细锉用流水焯去苦汁，九蒸九曝食之，或阳干捣末，每日水调服，任多少，忌食梅实，一年内变老还少。"苏颂等人所编纂的《本草图经》对于黄精的植物形态、产地、炮制、鉴别、别名都有了更详细的记载："旧不载所出州郡，但云生山谷，今南北皆有之。以嵩山、茅山者为佳。三月生苗，高一、二尺以来；叶如竹叶而短，两两相对；茎梗柔脆，颇似桃枝，本黄末赤；四月开细青白花，如小豆花状；子白如黍，亦有无子者。根如嫩生姜，黄色；二月采根，蒸过曝干用。今通八月采，山中人九蒸九曝，作果卖，甚甘美，而黄黑色。江南人说黄精苗叶，稍类钩吻，但钩吻叶头极尖，而根细。"宋代文献对黄精的记载对古人文献的引用非常详尽，如《本草图经》中就引用了《隋·羊公服黄精法》："黄精是芝草之精也。一名葳蕤，一名仙人余粮，一名苟格，一名菟竹，一名垂珠，一名马箭，一名白及。二月、三月采根，入地八、九寸为上。细切一石，以水二石五斗，煮去苦味，漉出，囊中压取汁，澄清，再煎如膏乃止。以炒黑豆黄末相和，令得所，捏作饼子如钱许大。初服二枚，日益之，百日知。亦焙干筛末，水服，功与上等。"另摘录了《抱朴子》《博物志》中关于黄精的内容。唐慎微《证类本草》中的引用更繁杂，除上述所记载的内容外，还引用了《广雅》《永嘉记》《药性论》《日华子本草》《稽神录》等书中关于黄精的记载。元代对黄精的记载，并未脱离前人的框架，然养生家贾铭的《饮食须知》中提到黄精"忌水萝卜"，在黄精饮食的宜忌上有了新的观点。

明代对中药黄精的记载，有了较大的发展，尤其从李时珍的《本草纲目》开始，着重写了黄精作为中药的主治，自此，黄精更多地作为药物出现而非大多是饮食养生之用。《本草纲目》云："释名：亦名黄芝、戊己芝、菟竹、鹿竹、仙人余粮、救穷草、米铺、野生姜、重楼、鸡格、龙御、垂珠。气味：（根）甘、平、无毒。主治：1. 补肝明目。用黄精二斤、蔓菁子一斤，共同九蒸九晒，研为细末。每服二钱，米汤送下。常服有延年益寿的作用。2. 大风癞疮（风邪入血，日久成癞，鼻坏色败）。用黄精去皮，洗净，取二斤晒干，放在米饭上蒸到饭熟时，把药保存好，经常服食。3. 脾胃虚弱，体倦乏力。用黄精、枸杞子等分，捣碎作饼，晒干研细，炼蜜调药成丸，如梧子大。每服五十丸，开水送下。"到清朝，本草类书籍中更加注重其药用价值，强调其长生成仙的内容已经大量减少。如清《本草承雅半偈》中提到："无缘自生，独得土大之体用，故名黄精。一名戊己芝也。土位乎中，故补中而益中气。为风所侵而土体失，濡湿泥泞而土用废者，黄精补土之体，充土之用，即居中府藏，亦借以咸安矣。形骸躯壳，悉土所摄，轻身延年不饥，总属土事耳。"强调了黄精补中土之作用。《本草择要纲目》云："黄精受戊己之淳气。故为补黄宫之胜品者，万物之母，母得其养，则水火既济，木金交合而诸邪自去，百病不生矣。"同样认为黄精是以补中焦脾胃为主，从而达到其他脏腑自安的效果。清朝基本上所有的中药类书籍都对黄精有记载。到近现代，黄精也被作为补益药被收入各种药典之中，人们对黄精的认知也逐步从可令人飞升成仙的神药到可延年轻身的上品，再到成为真正落实到临床治疗的补益药。

第二节　黄精溯源

黄精属（*Polygonatum Mill.*）是百合科的多年生草本植物，广泛分布于北温带，迄今已发现60余种，我国有39种，分布于全国各地，西南部最盛，供观赏用和药用。有关本属植物的研究，从该属建立以来国内外学者从形态学、解剖学、孢粉学、染色体核型分析、蛋白质分子及细胞生物化学等方面做了大量工作。关于黄精属的建立可追溯到 1754 年，它是由 Mill. 建立的，但此人资料现不可考。1875 年，Baker 首次将百合科（Liliaceae）黄精属分为三个类群，即互生叶类（Alternitolia），轮生叶类（Verticillata），对生叶类（Oppositifolia）。

黄精属植物是多年生草本植物，为肉质根状茎，横生，宿存，呈圆柱状、连珠状或不规则姜块状，有节，年久者肥大，节膨大或不膨大，节间长或短，粗细均匀或一头粗一头细，不分枝或少分枝，表面呈浅黄色至黄褐色，茎痕呈圆盘状，中心常略有凹陷；地上茎不分枝，基部有膜质的鞘，或上部向一侧偏斜；叶互生、对生或轮生，全缘，无柄，花生叶腋间，常集生成伞形、伞房或总状花序，花被 6 片，下部合生成筒状，雄蕊 6 枚，内藏，花丝下部贴生于花被筒，上部离生，花药呈现矩圆形至条形，基部 2 裂，向内开裂。子房 3 室，柱头小，多不伸出花被片之外，浆果近球形，为白色、黑色、紫色或红色。

黄精属植物喜生长于含腐殖质土的山野或林下，适应性强，耐阴、耐寒，幼苗能露地过冬；喜阴凉潮湿的环境，易栽培。以土层深厚、肥沃、疏松、排水和保水性能好的土壤为好，黏性重或过于干旱及贫瘠的地块均不宜种植。自然条件下其生长在海拔 1000m 以下的树林、灌木丛、阴坡或沟谷溪边，常以零星或小片状方式生长。

黄精属植物以根状茎繁殖为主，兼以种子进行繁殖。学者邵建章等人在研究黄精属植物的生物学特性时，以 11 种安徽黄精为研究对象，据野外实地考察和实验园地栽培观察，黄精属植物地上部分的生长发育节律与野外考察结果有差异。其生长发育节律与土地中的营养物质、水分、温度相关。各种植物一年中的生长周期也不尽相同。所观察的安徽黄精属种植物，其生长周期为 150～200 天（3～9 个月），极个别种枯黄可延长到 11 个月。

《中华人民共和国药典》2015 版规定：以百合科植物黄精 *Polygonatum Sibirium Red.*，多花黄精 *P. cyrtonema Hua.*，滇黄精 *P. kingianum Coll eb. Hemsl.* 的干燥根茎入药。根据形状来分，称"大黄精""鸡头黄精""姜形黄精"。以块大、肥润、色黄白、断面透明者为优，味苦者不可入药。大黄精的原植物为滇黄精，鸡头黄精的原植物为黄精，而姜形黄精的原植物为多花黄精。以姜形黄精质量最佳。

滇黄精主产于贵州、广西、云南等省。黄精主产于河北、内蒙古、陕西等省。多花黄精主产于贵州、湖南、云南、安徽、浙江等省。三种黄精的植物形态各自具有不同的特点。滇黄精为多年生草本，高可达 1m。根茎横生，有节。茎直立，单一。叶 4～6 片，轮生，线形，长 8～13cm，宽 1.5～2cm，先端渐尖而卷曲，基部渐狭，无柄。花 1～3 朵，腋生；花被筒状，淡绿色，6 裂。浆果球形，熟时橙红色。花期 4～5 月。

黄精为多年生草本，根茎横生，肥大肉质，黄白色，略呈扁圆形。有数个茎痕，茎痕处较粗大，最粗处直径可达 2.5cm，生少数须根。茎直立，圆柱形，单一，高 50～80cm，光滑无毛。叶无柄，通常 4～5 枚轮生，叶片线状披针形至线形，长 7～11cm，宽 5～12mm，先端渐尖并卷曲，上面绿色，下面淡绿色。花腋生，下垂，花梗长 1.5～2cm，先端 2 歧，着生花 2 朵，苞片小，远较花梗短；花被筒状，长 8～13mm，白色，先端6齿裂，带绿白色；雄蕊6枚，着生于花被管的中部，花丝光滑；雌蕊1枚，与雄蕊等长，子房上位，柱头上有白色毛。浆果球形，直径7～10mm，成熟时黑色。花期5～6月，果期6～7月。

多花黄精为多年生草本，根茎横生，肥大肉质，近圆柱形，节处较膨大，直径约1.5cm。茎圆柱形，高40～80cm，光滑无毛，有时散生锈褐色斑点。叶无柄，互生，叶片革质，椭圆形，有时为长圆状或卵状椭圆形，长8～14cm，宽3～6cm，先端钝尖，两面均光滑无毛，叶脉5～7条。花腋生，总花梗下垂，长约2cm，通常着花3～5朵或更多，略呈伞形；小花梗长约1cm，花被绿白色筒状，长约2cm，先端6齿裂；雄蕊6枚，花丝上有柔毛或小乳突；雌蕊1枚，与雄蕊等长。浆果球形，成熟时暗紫色，直径1～1.5cm。种子圆球形。花期4～5月，果期6～9月。

根据《中国药典》"黄精"项目下所载，按鉴别中药材的通用方法，黄精的鉴别有性状鉴别、显微鉴别和理化鉴别。性状鉴别：大黄精的原植物为滇黄精。大黄精呈肥厚肉质的结节块状，结节可长达10cm以上，宽3～6cm，厚2～3cm，表面淡黄色至黄棕色，具环节。有皱纹及须根痕，结节上侧茎痕呈圆盘状，周围凹入，中部突出。质硬而韧，不易折断，断面角质，淡黄色至黄棕色，气微，味甜，嚼之有黏性；鸡头黄精的原植物为黄精。鸡头黄精呈结节状弯柱形，长3～10cm，直径0.5～1.5cm。结节长2～4cm，略呈圆锥形，常有分枝。表面黄白色或灰黄色，半透明，有纵皱纹，茎痕圆形，直径5～8mm；姜形黄精的原植物为多花黄精。姜形黄精呈长条块状结节，长短不等，常数个块状结节相连。表面灰黄色或黄褐色，粗糙，结节上侧有突出的圆盘状茎痕，直径0.8～1.5cm。味苦，不可药用。

显微鉴别：姜形黄精根茎（直径约2cm）的横切面：表皮细胞1列，外被角质层，局部可有木栓组织；基本薄壁组织中有黏液细胞散在，长径50～140μm，短径25～50μm，内含草酸钙针晶束，维管束散列，多为外韧型，偶见周木型；鸡头黄精根茎（直径为1cm）的横切面：表皮细胞1列，外被角质层，有的部位可见4～5列木栓化细胞；皮层较窄，内皮层不明显，中柱维管束散列，近内皮层处维管束较小，略排列成环状，向内则渐大，多为外韧型，偶有周木型，薄壁组织中分布有较多的黏液细胞，长径37～110μm，短径20～50μm，内含草酸钙针晶束；大黄精根茎（直径约2cm）的横切面：表皮细胞1列，有时局部有4～5列木栓细胞，维管束散列，周木型，少见外韧型，有黏液细胞，长径36～110μm，短径20～66μm，内含草酸钙针晶束。

理化鉴别：主要运用纸色谱法。样品制备：取黄精生药粉末3g，加甲醇50ml，回流4h，弃去甲醇，药渣用水适量煎2h，滤过，得滤液约20ml，加乙醇使成65%乙醇溶液，得白色絮状沉淀，冷藏过夜，滤过，沉淀加2mol/L硫酸1ml，置沸水浴中加热2h，成透明溶液，加水少量，用碳酸钡中和至pH值6～7，滤过，滤液中加氢型强酸阳离子交换树脂1小勺，放置过夜，滤去树脂，浓缩点样。支持剂：WhatmanNO.1滤纸（25cm×6cm）。展开剂：苯酚－水－浓氨水（10g：10ml：5滴）。下行展开，展距20cm。显色剂：邻苯二甲酸－苯胺（1.66g：0.93ml溶于水饱和的正丁醇100ml）喷雾后105℃烘烤20分钟，可得黄精的纸色谱图谱。

第三节　黄精探踪

黄精属植物分布于北温带，以亚洲东部较为集中，欧洲及北美次之。我国地处东亚，分布种占该属种类的80%以上，广布南北各地，为黄精属植物的世界分布中心。上品黄精原植物的分布，自东北平原向北沿大兴安岭南部、蒙古高原东部、阴山到贺兰山，向南分布到云贵高原西端，向西则以青藏高原东缘为界。

黄精分布于我国北方诸省内以及安徽（东部）、浙江（西北部）和甘肃（东部）。前苏联远东地区亦产。多花黄精主要分布于我国南部诸省区，陕西、甘肃（南部）以及东北地区南部和辽西也有分布。滇黄精分布于我国贵州、云南、广西、四川等地。

从资源分布的常见度和群集度来看，我国黄精资源形成南北两大类。南黄精以云南高原和江南丘陵地带为分布中心，其原植物为滇黄精和多花黄精；北黄精以大兴安岭南部、东北平原、内蒙古高原和贺兰山为分布中心，其原植物为黄精。

黄精资源分布广泛，主要分布于黑龙江、吉林、辽宁、河北、山东、江苏、河南、山西、陕西、内蒙古、宁夏、甘肃。主产于河北遵化、迁安、承德，内蒙古武川、卓资、凉城。

滇黄精主要分布于云南、贵州、四川、广西。主产于贵州罗甸、兴义、贞丰、关岭，云南曲靖、大姚，广西靖西、德保、隆林、乐业。

多花黄精主要分布于贵州、四川、广西、广东、湖南、湖北、福建、江西、浙江、安徽、江苏、河南、山东。主产于贵州遵义、毕节、安顺，湖南安化、沅陵、黔阳，湖北黄冈、孝感，安徽芜湖、六安，浙江瑞安、平阳。

地方常用品：长叶竹根七，分布于广西、云南；对叶黄精，分布于四川、云南；长梗黄精，分布于江苏、安徽、浙江、江西、福建、湖南、广东、广西；热河黄精，分布于辽宁、河北；轮叶黄精，分布于陕西、甘肃、青海、山西、四川、云南、西藏；卷叶黄精，分布于陕西、宁夏、甘肃、青海、四川、云南、西藏；湖北黄精，分布于河南、江西、湖北、湖南、陕西、甘肃、四川、贵州。

黄精属植物在我国分布虽然广泛，但是适应性较差、生境选择性强。喜好生于土壤肥沃，表层水分充分、荫蔽，但上层透光性充足的林缘、灌丛和草丛或林下开阔地带。

野生黄精类药材的原植物由其生长结构特征决定，通常不形成优势种群，而以伴生或附生状态参与生物结构的组合，群落组成成分因种类和生境的不同而异。

黄精属于中生—森林草甸种，是我国北方温带地区落叶林中较常见的伴生种。例如在河北、河南、陕西等省，其常出现在槲栎林中。槲栎林常分布在土层较厚、湿度较大的半阴坡上，土壤为由花岗岩风化后发育的棕色森林土或褐色土。槲栎为建群种，郁闭度一般为 $0.5 \sim 0.8$，树高约 15m。群落可分为乔木、灌木和草本三层。滇黄精常见于我国西南地区的常绿阔叶林群落的草本层和附生草本层中，如元江栲、滇石栎群落等。在多种灌丛和杂草类草甸中也可见黄精的分布，如虎榛子灌丛（郁闭度 $0.7 \sim 0.8$、盖度 80%）中，黄精与山丹、苔草、地榆、铃兰、藜芦、野罂粟等组成草本层。黄精还常见于灰枸子灌丛等的草本层中。多花黄精在我国亚热带地区的低山丘陵常绿阔叶灌丛中多见，较常见的群落为膜木、乌饭树、映山红灌丛，其土壤基质多为砂岩。花岗岩风化发育的红壤和黄壤、pH 值 4.5 ~ 5.5 。灌木层高 1m 左右，覆盖度 30% ~ 60%，植物种类以檵木、乌饭树、映山红占优势，其他种类居中。

第二章　黄精功效

　　黄精是极具养生特色的中药品种，受到了历代儒、释、道名家的推崇。在所有本草门类中，既能补气、又能滋阴，且性味甘平、不寒不热、不偏不倚者，唯有黄精一味。

第一节　传统功效

　　黄精始载于汉末的《名医别录》，其中对黄精的功效记载为："味甘，平，无毒。主补中益气，除风湿，安五脏。久服轻身、延年、不饥。一名重楼，一名菟竹，一名鸡格，一名救穷，一名鹿竹。生山谷，二月采根，阴干。"对黄精的性味、作用的描述言简意赅，认为黄精性味为甘、平，可补中益气、祛除风湿邪气以安五脏。

　　南北朝时期梁陶弘景在《本草经集注》中对黄精的描述如下："味甘，平，无毒。主补中益气，除风湿，安五脏。久服轻身、延年、不饥。一名重楼，一名菟竹，一名鸡格，一名救穷，一名鹿竹。生山谷，二月采根，阴干。今处处有。二月始生。一枝多叶，叶状似竹而短，根似葳蕤。葳蕤根如荻根及菖蒲，概节而平直；黄精根如鬼臼、黄连，大节而不平。虽燥，并柔软有脂润。世方无用此，而为《仙经》茎不紫、花不黄为异，而人多惑之。其类乃殊，遂致死生之反，亦为奇事。(《大观》卷六，《政和》一四二页)"陶弘景对《名医别录》中记载的黄精的产地进行了补充，说明这个时期黄精已经在各地出现，并且将黄精与葳蕤、菖蒲等植物进行了植物形态上的鉴别。

隋朝刘宋在《雷公炮炙论》中，首次提出了黄精药性方面的鉴别："雷公云：凡使，勿用钩吻，真似黄精，只是叶有毛钩子二个，是别认处。若误服，害人。黄精叶似竹叶。凡采得，以溪水洗净后，蒸，从巳至子，刀薄切，曝干用。"并且具体阐述了黄精作为药材具体的炮制步骤及时间。

唐代的时候，主要记载黄精功效的中药相关书籍有三本，分别为孟诜（621—713）的《食疗本草》、苏敬等人主持编纂的《新修本草》和孙思邈撰《千金翼方》（约成书于永淳二年）。孟诜《食疗本草》中所载内容如下："一、饵黄精，能老不饥。其法：可取瓮子去底，釜上安置令得，所盛黄精令满。密盖，蒸之。令气溜，即曝之。第二遍蒸之亦如此。九蒸九曝。凡生时有一硕，熟有三、四斗。蒸之若生，则刺人咽喉。曝使干，不尔朽坏。二、其生者，若初服，只可一寸半，渐渐增之。十日不食，能长服之，止三尺五寸。服三百日后，尽见鬼神。饵必升天。三、根、叶、花、实，皆可食之。但相对者是，不对者名偏精。"孟诜在此书中提出了九蒸九曝的炮制方法，同时，在此书中对黄精功效的记载仍然带有一些神话色彩，仍没有抛弃上古认为黄精能饵必成仙的观点。

《新修本草》中对黄精的记载，与前并无太大差异，主要来源于《本草经集注》："味甘，平，无毒。主补中益气，除风湿，安五脏。久服轻身、延年、不饥。一名重楼，一名菟竹，一名鸡格，一名救穷，一名鹿竹。生山谷，二月采根，阴干。今处处有。二月始生，一枝多叶，叶状似竹而短，根似葳蕤。葳蕤根如荻根及菖蒲，概节而平直；黄精根如鬼臼、黄连，大节而不平。虽燥，并柔软有脂润。俗方无用此，而为《仙经》实皆可饵服，酒散随宜，具在断谷方中。黄精叶乃与钩吻相似，惟茎不紫、花不黄为异，而人多惑之。其类乃殊，遂致死生之反，亦为奇事。"但后又有相应补充，以说明黄精形态："谨案：黄精肥地生者，即大如拳；薄地生者，犹如拇指。萎蕤肥根，颇类其小者，肌理形色，都大相似。今以鬼臼、黄连为比，殊无仿佛。又黄精叶似柳叶及龙胆、徐长卿辈而坚。其钩吻蔓生，殊非比类。"

孙思邈在《千金翼方》中对黄精的记载，与《名医别录》中别无二致。至唐代为止，对黄精的描述均比较统一，没有什么特殊的发挥，而到了宋朝，《本草图经》和《证类本草》对黄精又有了更加详细系统的整理与论述。

宋朝的苏颂与唐慎微在所撰的本草类文献中对黄精均有详细的记述。苏颂在《本草图经》中记载黄精："旧不载所出州郡，但云生山谷，今南北皆有之。以嵩山、茅山者为佳。三月生苗，高一、二尺以来；叶如竹叶而短，两两相对；茎梗柔脆，颇似桃枝，本黄末赤；四月开细青白花，如小豆花状；子白如黍，亦有无子者。根如嫩生姜，黄色；二月采根，蒸过曝干用。今通八月采，山中人九蒸九曝，作果卖，甚甘美，而黄黑色。江南人说黄精苗叶，稍类钩吻，但钩吻叶头极尖，而根细。苏恭注云：钩吻蔓生，殊非此类，恐南北所产之异耳。初生苗时，人多采为菜茹，谓之笔菜，味极美，采取尤宜辨之。隋·羊公服黄精法云：黄精是芝草之精也。一名葳蕤，一名仙人余粮，一名苟格，一名菟竹，一名垂珠，一名马箭，一名白及。二月、三月采根，入地八、九寸为上。细切一石，以水二石五斗，煮去苦味，漉出，囊中压取汁，澄清，再煎如膏乃止。以炒黑豆黄末相和，令得所，捏作饼子如钱许大。初服二枚，日益之，百日知。亦焙干筛末，水服，功与上等。《抱朴子》云：服黄精花胜其实。花，生十斛，干之可得五、六斗，服之十年，乃可得益。又《博物志》云：天老谓黄帝曰：太阳之草，名黄精，饵之可以长生。世传华佗漆叶青粘散云：青粘是黄精之正叶者，书传不载，未审的否。"可见宋朝时，黄精以嵩山、茅山产地的为佳品，同时对植物形态的描述更加详细，还指出钩吻与黄精实为南北产地不同而产生差异。但在对黄精功效的描述上，较为欠缺，并没有提到黄精的药用价值。

宋朝元丰五年（公元 1082 年）唐慎微所著的《证类本草》对历代名家对黄精的记载进行了翔实的整理，除提到《名医别录》中所记载的内容外，还有许多论述如下：

"陶隐居云：今处处有。二月始生，一枝多叶，叶状似竹而短，根似葳蕤。葳蕤根如荻根及菖蒲，节而平直；黄精根如鬼臼、黄连，大节而不平。虽燥，并柔软有脂润。俗方无用此，而为《仙经》所贵。根、叶、华、实皆可饵服，酒散随宜，具在断谷方中。黄精叶乃与钩吻相似，唯茎不紫、花不黄为异，而人多惑之。其类乃殊，遂致死生之反，亦为奇事。

"唐本注云：黄精肥地生者，即大如拳。薄地生者，犹如拇指。葳蕤肥根颇类其小者，肌理形色都大相似。今以鬼臼、黄连为比，殊无仿佛。又黄精叶似柳及龙胆、徐长卿辈而坚。其钩吻蔓生，殊非比类。

"今按别本注：今人服用，以九蒸九曝为胜，而云阴干者恐为烂坏。臣禹锡等谨按《抱朴子》云：一名垂珠。服其花，胜其实，其实胜其根。但花难得，得其生花十斛，干之才可得五六斗耳。而服之日可三合，非大有役力者，不能办也。服黄精仅十年，乃可得其益耳，且以断谷不及术，术饵令人肥健，可以负重涉险，但不及黄精甘美易食。凶年之时，可以与老小代粮，人食之谓为米脯也。

"《广雅》云：黄精，龙衔也。

"《永嘉记》云：黄精，出嵩阳永宁县。

"《药性论》云：黄精，君。

"陈藏器云：黄精，陶云将钩吻相似，但一善一恶耳。按：钩吻即野葛之别名。若将野葛比黄精，则二物殊不相似，不知陶公凭何此说。其叶偏生，不对者为偏精，功用不如正精。

"萧炳云：黄精，寒。

"《日华子》云：补五劳七伤，助筋骨，止饥，耐寒暑，益脾胃，润心肺。单服九蒸九曝，食之驻颜，入药生用。

"《图经》云：黄精，旧不载所出州郡，但云生山谷，今南北皆有之，以嵩山、茅山者为佳。三月生，苗高一二尺以来，叶如竹叶而短，两两相对。茎梗柔脆，颇似桃枝，本黄末赤。四月开细青白花，如小豆花状。子白如黍，亦有无子者。根如嫩生姜，黄色。二月采根。蒸过，曝干用。今通八月采，山中人九蒸九曝，作果卖，甚甘美而黄黑色。

"苏恭注云：钩吻蔓生。殊非比类，恐南北所产之异耳。初生苗时，人多采为菜茹，谓之笔菜，味极美，采取尤宜辨之。

"隋·羊公《服黄精法》云：黄精是芝草之精也，一名菱蕤，一名仙人余粮，一名苟格，一名菟竹，一名垂珠，一名马箭，一名白及。二月、三月采根，入地八九寸为上。细切一石，以水二石五斗煮去苦味，漉出，囊中压取汁，澄清，再煎如膏乃止。以炒黑豆黄末相和，令得所，捏作饼子如钱许大。初服二枚，日益之，百日知。亦焙干筛末，水服，功与上等。

"《抱朴子》云：服黄精花胜其实。花，生十斛，干之可得五六斗，服之十年，乃可得益。

"又《博物志》云：天老谓黄帝曰：太阳之草名黄精，饵之可以长生。世传华佗漆叶青粘散云：青粘是黄精之正叶者，书传不载，未审的否。

"《雷公》云：凡使，勿用钩吻，真似黄精，只是叶有毛钩子二个，是别认处，若误服害人。

"黄精叶似竹叶。凡采得，以溪水洗净后蒸，从巳至子，刀薄切，曝干用。食疗饵黄精，能老不饥。其法：可取瓮子去底，釜上安置令得所，盛黄精令满。密盖蒸之，令气溜，即曝之。第二遍蒸之亦如此。九蒸九曝。凡生时有一硕，熟有三四斗。蒸之若生，则刺人咽喉；曝使干，不尔朽坏。其生者，若初服，只可一寸半，渐渐增之。十日不食，能长服之，只三尺五寸。服三百日后，尽见鬼神，饵必升天。根、叶、花、实皆可食之。但相对者是，不对者名偏精。

"《圣惠方·神仙》：服黄精成地仙，根茎不限多少。细锉阴干捣末，每日净水调服，任意多少。一年之周，变老为少。

"《稽神录》：临川有士人虐所使婢，婢乃逃入山中，久之见野草枝叶可爱，即拔取根食之甚美，自是常食，久而遂不饥，轻健。夜息大树下，闻草中动，以为虎，惧而上树避之。及晓下平地，其身欻然凌空而去。或自一峰之顶，若飞鸟焉。数岁，其家人采薪见之，告其主，使捕之不得，一日遇绝壁下，以网三面围之，俄而腾上山顶。其主异之，或曰此婢安有仙骨，不过灵药服食。遂以酒馔五味香美，置往来之路，观其食否，果来食，食讫遂不能远去，擒之，具述其故。指所食之草，即黄精也。

"《道藏·神仙芝草经》：黄精，宽中益气，五脏调良，肌肉充盛，骨体坚强，其力倍，多年不老，颜色鲜明，发白更黑，齿落更生。先下三尸虫：上尸，好宝货，百日下；中尸，好五味，六十日下；下尸，好五色，三十日下，烂出。花、实、根三等，花为飞英，根为气精。

"《博物志》：昔黄帝问天老曰：天地所生，岂有食之令人不死乎？天老曰：太阳之草，名曰黄精，饵之可以长生；太阴之草，名曰钩吻，不可食之，入口立死。人信钩吻之杀人，不信黄精之益寿，不亦甚乎。

"《灵芝瑞草经》：黄芝即黄精也。"

其记述之详尽非前所有记载可匹。其中内容丰富，除了黄精产地、形态、鉴别、别名等，甚至包括了黄精上古神话传说，而对于黄精功效的描述也更为详细，提到黄精"宽中益气，五脏调良，肌肉充盛，骨体坚强，其力倍，多年不老，颜色鲜明，发白更黑，齿落更生"。到宋朝本草书中，对于黄精的记载大多只是引用前人的说法，而作者的态度多偏向于黄精的药用价值、实用性，对黄精可以成仙的说法保持了相当的客观性。

元代的《增广和剂局方药性总论》中记载黄精："味甘，平，无毒。主补中益气，除风湿，安五脏，久服轻身。《药性论》云：君。日华子云：补五劳七伤，助筋骨，止饥，耐寒暑，益脾胃，润心。《神仙芝草经》云：宽中益使五脏调良，肌肉充盛，骨体坚强，其力倍。二月采，阴干。所在皆有，唯茅山生者。"尚未有新的论调出现。

元代养生家贾铭在《饮食须知》中记载黄精："味甘微苦，性平。忌水萝卜。太阳之草名黄精，食之益人。太阴之草名钩吻，食之即死。勿同梅子食。"对黄精服食的宜忌进行了说明，这也是首次有人提到黄精不能与何种食物同食。

等到了明代，陈嘉谟所著《本草蒙筌》中记载黄精："味甘，气平。无毒。山谷上肥俱出，茅山嵩山独良。茎类桃枝脆柔，一枝单长；叶如竹叶略短，两叶对生（一说：其叶偏生不相对者为偏精，叶相对者为正精，正精功力尤胜。又华佗漆叶青粘散云：青粘即黄精之正叶者，未审的否）。花开似赤豆花，实结若白黍米（亦有不结实者）。并堪服饵（《抱朴子》云：服花胜实，服实胜根，但花难得，生花一斛只干得一二升，非大有役力者不能办也），勿厌采收。冬月挖根，嫩姜仿佛。仙家称名黄精，俗呼为野生姜也。洗净九蒸九曝代粮，可过凶年。因味甘甜，又名米脯。入药疗病，生者亦宜。钩吻略同，切勿误用。安五脏六腑，补五劳七伤。除风湿，壮元阳，健脾胃，润心肺。旋服年久，方获奇功。耐老不饥，轻身延寿。小儿羸瘦，多啖弥佳。（谟）按：《博物志》曰：太阳之草名黄精，饵之可以长生；太阴之草名钩吻，食之入口立死。夫钩吻，野葛之别名也。人但言钩吻杀人，并无敢食之者，何尝信黄精延寿，而饵之不厌者耶？《本经》注中载古一婢，逃入深山，得黄精饵之，日间不饥，久渐轻身，飞越山顶，莫有能追之者，此亦非虚诬也。"尚未脱离前人对于黄精的记载，但陈在其中提出了许多补充与疑虑。

其后到李时珍的《本草纲目》中对于黄精的记载，更具系统性，也对其药用功效有了比较详细而深刻的看法。记载如下："释名：亦名黄芝、戊己芝、菟竹、鹿竹、仙人余粮、救穷草、米铺、野生姜、重楼、鸡格、龙御、垂珠。

"气味：（根）甘、平、无毒。

"主治：补肝明目。用黄精二斤、蔓菁子一斤，共同九蒸九晒，研为细末。每服二钱，米汤送下。常服有延年益寿的作用。

"大风癞疮（风邪入血，日久成癞，鼻坏色败）。用黄精去皮，洗净，取二斤晒干，放在米饭上蒸到饭熟时，把药保存好，经常服食。

"脾胃虚弱，体倦乏力。用黄精、枸杞子等分，捣碎作饼，晒干研细，炼蜜调药成丸，如梧子大。每服五十丸，开水送下。"

李时珍指出黄精的主治主要有三点，一是补肝明目，二是治疗风邪入血久病成癫的疾病，三是补脾益气，并分别记载了相应的药方与用法用量。

李梴在《医学入门》对黄精记载："黄精无毒味甘平，大补劳伤心肺清，除风湿益脾胃气，十年专服可长生。得太阳之精也。补五劳七伤，润心肺，除风湿，益脾胃，补中益气，安五脏，耐寒暑，服十年乃可延年不饥。其花胜其实，但难得耳。二月采正精，阴干入药，生用。若单服之，先用滚水焯去苦汁，九蒸九晒。但此物与钩吻相似，误用杀人。钩吻即野葛，蔓生，叶头尖处有两毛钩子。黄精如竹叶相对，根如嫩姜，黄色。又偏精不用。"李中梓在《雷公炮制药性解》中对《雷公炮炙论》的内容进行了补充："味甘，性平无毒，入脾肺二经。补中益气，除风湿，安五脏，驻颜色，久服延年。按：黄精甘宜入脾，润宜入肺，久服方得其益，实胜于根，花胜于实，但难辨尔，与钩吻相似，然钩吻有毛钩二个，误服杀人。雷公云：凡使勿用钩吻，真似黄精，只是叶有毛子二个，是则认处，误服害人，黄精叶似竹叶，凡采得以溪水洗净后蒸，从巳至午，刀薄切，晒干用。"提出了黄精有润肺补脾的作用。明代卢之颐（子繇）在《本草乘雅半偈》中将黄精记载为"别录上品"："黄精一名戊己芝，当与黄芝交相匹配。充九土之精，以御八风之侮。气味甘平，无毒。主治主补中益气，除风湿，安五脏。久服轻身，延年不饥。核曰：隋羊公云：黄精，芝草之精也。《五符经》云：黄精获天地之纯精，故一名戊己芝。南北皆有，以嵩山、茅山者佳。三月生苗，高一二尺。一根只一茎，茎梗柔脆，本黄末赤。叶如竹，不尖而短，或两叶三叶，四、五、六叶，俱两两相对，若偏生不对者，偏精也。四月开花青白，状如小豆花。结子白色如黍粒，即名垂珠，言象形也。根如嫩姜而色黄，亦如鬼臼黄连辈。一年一节，节大不平，大者如拳，小者如拇指。一种茎叶根形俱相似，但茎不紫赤，叶尖有毛钩二枚者，钩吻也，误服杀人。《博物志》云：黄帝问于天老曰，天地所生，有食之令人不死者乎？对曰：太阳之草名黄精，食之可以长生；太阴之精名钩吻，不可食，令人立死。今人但信钩吻杀人，不信黄精益寿，不亦惑乎？修治，以溪水洗净，蒸之，从巳至子，薄切曝干，可入药用。服食宜生，初时只可食一寸半，多则刺人咽喉，渐渐增之，十日不食，服止三尺五寸。三百日后，尽见鬼神，久则轻身飞行矣。忌梅实。曰：无缘自生，独得土大之体用，故名黄精。一名戊己芝也。土位乎中，故补中而益中气。为风所侵而土体失，濡湿泥泞而土用废者，黄精补土之体，充土之用，即居中府藏，亦借以咸安矣。形骸躯壳，悉土所摄，轻身延年不饥，总属土事耳。"

清代的本草类书籍繁多，因而对黄精的记载也十分繁复。蒋介繁所载《本草择要纲目》初刊于康熙十八年（1679 年），其中记载为："黄精气味甘平无毒，主治：补中益气，除风湿，安五脏，久服轻身延年不饥。补五劳七伤，助筋骨，耐寒暑，益脾胃，润心肺，单服，九蒸九曝，食之驻颜断谷。补诸虚，止寒热，填精髓，下三尸虫。时珍曰：黄精受戊己之淳气，故为补黄宫之胜品者，万物之母，母得其养，则水火既济，木金交合而诸邪自去，百病不生矣。"

公元1694年，汪昂在《本草备要》中载认为黄精"平补而润"，记载其为"甘平。补中益气，安五脏，益脾胃，润心肺，填精髓，助筋骨，除风湿，下三虫。以其得坤土之精粹，久服不饥（气满则不饥。脂川有人虐使婢，婢逃入山，拔草根食之甚美，久食不饥。夜宿树下，见草动疑为虎，上树避之，及晓而下，凌空若飞鸟。家人采薪见之，告其主，设网捕不得。或曰：此岂有仙骨？不过服食灵药耳。遂设酒馔于路，果来食之，食讫遂不能去，擒而询之，指所食之草，乃黄精也）。俗名山生姜，九蒸九晒用（仙家以为芝草之类，服之长生）"。

冯兆张撰《冯氏锦囊秘录》于1694年，其中亦有对黄精的记载："得土之冲气，禀乎季春之令，故味甘平，气和无毒。其色正黄，味浓气薄。以溪水洗净后蒸，从巳至子，竹刀薄切晒干用。黄精，安五脏六腑，补五劳七伤，除风湿，壮元阳，健脾胃，润心肺，旋服年久，方获奇功。耐老不饥，轻身延寿，小儿羸瘦，多啖弥佳。黄帝曰：太阳之草名黄精，饵之可以长生，味甘而浓，气薄而平，能益脾阴填精髓也。"

清朝许多本草书中对黄精的记载，已经开始提到它的副作用，或是药性与其他同类药相比如何。如张璐所著《本经逢原》，成书于清康熙三十四（1695年），其中鸡杂黄精："甘平，无毒。勿误用钩吻，钩吻即野葛，叶头尖有毛钩子，又名断肠草，误服杀人。黄精则茎紫花黄，叶似竹叶也。发明：黄精为补中宫之胜品，宽中益气，使五脏调和，肌肉充盛，骨髓坚强，皆是补阴之功。但阳衰阴盛人服之，每致泄泻痞满。不可不知。"其中警示阳衰阴盛之人服用黄精会导致痞满泄泻，对其副作用进行了阐释，而不像过去的本草书中，一味讲解黄精的各类如神之效。

而徐大椿所著《药性切用》："性味甘平，补益中气，润养精血，功力轻缓，稍逊玉竹一筹。"将黄精与玉竹横向对比，认为黄精的功效比玉竹更轻更缓。

黄元御所著《玉楸药解》成书于乾隆十九年（公元1754年），其中记载了黄精的归经为足太阴脾经、足阳明胃经："味甘，入足太阳脾、足阳明胃经。补脾胃之精，润心肺之燥。黄精滋润醇浓，善补脾精，不生胃气，未能益燥，但可助湿。上动胃逆，浊气充塞，故多服头痛，湿旺者不宜。《本草》轻身延年之论，未可尽信也。砂锅蒸，晒用。钩吻即野葛，形似黄精，杀人！"黄元御在本书中直言，黄精不能生胃气，也不能益燥，更提出黄精轻身延年的论调不应全信，尚有存疑。

除以上所提之外，清朝对黄精的论述尚有如下这些：吴仪洛撰《本草从新》成书于乾隆二十二年（公元1757年）："平补气血而润。甘平，补中益气，安五脏，益脾胃，润心肺，填精髓，助筋骨，除风湿，下三尸虫，以其得坤土之精粹，久服不饥（气满则不饥）。却病延年，似玉竹而稍大，黄白多须，故俗呼为玉竹黄精。又一种似白及，俗呼为白及黄精，又名山生姜，恐非真者，去须，九蒸九晒用（每蒸一次必半日方透）。"

严洁、施雯、洪炜同纂的《得配本草》成书于1761年，记载黄精："一名仙人余粮，一名龙衔，一名救穷草。忌梅实。甘，平。入足太阴经。补中气，润心肺，安五脏，填精髓，助筋骨，下三虫。得蔓菁，养肝血。配杞子，补精气。洗净砂泥，蒸晒九次用。阴盛者服之，致泄泻痞满。气滞者禁用。"

黄宫绣编著《本草求真》于乾隆三十四年（公元1769

年），载黄精："（山草）补脾阴，黄精（专入脾，兼入肺肾）。书极称羡，谓其气平味甘。治能补中益五脏，补脾胃，润心肺，填精补助筋骨，除风湿，下三虫，且得坤土之精粹，久服不饥，其言极是。（时珍曰，黄精受戊己之淳气，故为真黄宫之胜品。土者万物之母，土得其养，则水火既济，木金交合，而诸邪自去，百病不生矣。）但其所述逃婢一事，云其服此能飞，不无可疑。究其黄精气味，止是入脾补阴。若使挟有痰湿，则食反更助痰。况此未经火，食则喉舌皆痹。何至服能成仙。若使事果属实，则人参得天地中和之粹，又曷云不克成仙耶？细绎是情，殊觉荒谬，因并记之。根紫花黄，叶如竹叶者是。俗名山生姜。九蒸九晒用。"黄宫绣在书中对黄精服食成仙的相关典故提出了质疑，认为其很荒谬。

黄凯钧（退庵）所撰的《药笼小品》刊于嘉庆七年（1812 年），其中对黄精的记载有："天生此味以供山僧服食，凡深山皆产。鲜者如葳蕤，须蒸透作黑色，能补脾益肾，其功胜于大枣。一僧患便血，久而不愈，有道友馈数斤，食尽而痊，亦补脾益肾之功也。"此书中有一例医案记载。

1840 年，姚澜（维摩和尚）撰《本草分经》，其中也提到了黄精："甘平，补气血而润安五脏，益脾胃润心肺，填精髓助筋骨，除风湿。见通行补。"

陈其瑞于光绪十二年 1886 年撰《本草撮要》："味甘，入足太阴、阳明经，功专补诸虚，安五脏，得枸杞补精益气，得蔓荆养肝明目，久服不饥。俗名山姜，九蒸九晒用。"认为黄精的某些功效需配伍方能体现。

张秉成撰《本草便读》，刊于 1887 年，对黄精的记载："甘可益脾，使五脏丰盈，精完神固，润能养血，从后天平补，辟谷充饥。（黄精得土之精气而生，甘平之性，故为补益脾胃之胜品，土者万物之母，母得其养，则水火既济，金木调平，诸邪自去，百病不生矣，然滋腻之品，久服令人不饥，若脾虚有湿者，不宜服之，恐其腻膈也，此药味甘如饴，性平质润，为补养脾阴之正品，可供无病患服食，古今方中不见用之。)"

凌奂著《本草害利》中提到黄精生用之害："生用，则刺人咽喉。"其他记载为："甘，平，入脾，补中益气，安五脏，润心肺，填精髓，助筋骨，除风湿，杀下三尸虫。似玉竹而稍大，故俗呼玉竹黄精。又一种似白及，俗呼白及黄精，又名山生姜，则恐非真者。溪水洗净，九蒸九晒用。"

汪讱庵在《本草易读》中记载："蒸过晒干用。甘，平，无毒。补中气而安五脏，益脾胃而润心肺，填精髓而助筋骨，除风湿而下三虫。南北皆有，以茅山、嵩山者良。苗高一二尺。叶如竹而短，两两相对。茎梗柔脆，颇似桃枝，本黄末赤。四月开青白花，状如小豆花。结子白如黍粒，亦有无子者。根如嫩生姜而黄。二八月采根。亦可劈根稀种之，一年后极稠，子亦可种。以所来多伪，近世稀用矣。"

这些对黄精的记载无外乎认为其能补脾润肺，祛除风湿，壮形体，是养生要药。

等到了现代，各类中药书籍，对黄精的记载可谓清晰明朗，条理清楚。不会再出现古人不断引用、少有新的认知的现象，如《实用中药炮制学》一书中对黄精在现代的产地、采收与炮制方法有了更加清楚的认知：

"来源本品为百合科植物黄精、囊丝黄精或滇黄精的干燥根茎。

常用名：山姜、黄鸡菜。

产地：湖北、安徽、湖南、江西等地。

采收季节：春秋两季采挖。

炮制方法：洗净去杂质，捞入甑内或蒸笼内，放锅中蒸6~8小时，注意锅中加水，蒸至黄黑色柔软为度，晒干。再放甑内或蒸笼内复蒸一次，取出晒至八成干，投入缸内，加盖湿布，润透取出，切成1分厚横片，摊簸箕内，日晒夜露，以干为度。若取其增强补脾，则用蜜或黑砂糖炙，每斤药用蜂蜜或黑砂糖3两，加水溶化，撒入药内拌匀，吸尽后取出，放蒸笼内蒸至原气升起后1小时，取出晒干。"

《中医辞典》一书中对黄精的释名、定义有了清晰的界定："中药名。功能补脾润肺，养阴生津。"

作为教材的《中药学》中对于黄精的记载条理明晰，并提到了黄精具体的用法用量和应如何配伍使用：

【科属与药用部分】本品为百合科植物黄精的根茎。

【性味与归经】甘，平。入脾、肺经。

【功效】补脾润肺。

【临床应用】用于脾胃虚弱，体倦乏力，肺虚咳嗽，消渴，及病后虚羸等症。

本品有补中益气、润肺的功效，对脾胃虚弱，体倦乏力等症，常与党参、白术等药配合应用；对肺虚燥咳，常与沙参、天冬、麦冬等配合应用。

此外，本品还可用治糖尿病，常配合山药、黄芪、天花粉、枸杞子等同用。

【处方用名】黄精、制黄精（蒸熟用）。

【一般用量与用法】三钱至五钱，煎服。

【文献摘录】《别录》："补中益气，除风湿，安五脏。"

《本草纲目》："补诸虚……填精髓。"

第二节　化学成分与药理作用

（一）化学成分

近几十年来，对黄精化学成分组成的研究不断深入，已发现的化学成分有糖类、氨基酸、微量元素、蒽醌类、甾体皂苷、木脂素等等，不同来源的黄精又分别含有不同的化学成分。

1. 多糖类

多糖类是黄精属植物含量最多的成分。黄精中含有黄精多糖甲、黄精多糖乙、黄精多糖丙 3 种，由葡萄糖、甘露糖和半乳糖醛酸（6:26:1）组成，其相对分子质量均大于 20 万；黄精还含有 3 种低聚糖：低聚糖甲（相对分子质量 1630，8 个果糖和 1 个葡萄糖）、低聚糖乙（相对分子质量 862，4 个果糖和 1 个葡萄糖）、低聚糖丙（相对分子质量 474，2 个果糖和 1 个葡萄糖）。黄精多糖具有很强的药理活性，包括免疫调节作用、抗衰老作用、抗病毒作用、抗炎作用、降血糖作用、降血脂作用，还具有提高学习能力和记忆再现的作用。

2. 氨基酸和微量元素

黄精中含多种氨基酸，其中苏氨酸和丙氨酸较为丰富。黄精含多种微量元素，8 种人体必需的微量元素。不同产地的黄精中含有 18 种氨基酸及牛磺酸，其中苏氨酸、精氨酸、赖氨酸、亮氨酸和甘氨酸含量较高，所有样品均测出了 8 种必需氨基酸，其中必需氨基酸含量和氨基酸总量均以河南产者为高。氨基酸是对人体有益的生命物质，如亮氨酸等支链氨基酸能改善运动性疲劳；精氨酸作用广泛，能参与鸟氨酸循环，通过精氨酸 – NO 途径及促激素分泌，促胰岛素生成，介导巨噬细胞的细胞毒作用等；谷氨酸具有促进红细胞生成、改善脑细胞营养及活跃思维等作用；赖氨酸是碱性成纤维细胞生长因子（bFGF）的主要成分，而 bFGF 能诱导脑细胞的增生，阻止神经元细胞的衰亡，改善脑部血循环。氨基酸含量的高低能在一定程度上反映黄精质量。

3. 蒽醌

根据 1997 年孙隆儒等在《中药黄精中的新生物碱》文章中的报道，黄精中除含有新生物碱外，还含有多种蒽醌类化合物。大部分蒽醌类化合物具有泻下、抗菌、抗病毒、抗肿瘤、免疫调节等生物活性。1984 年沃兴德等的研究表明黄精对环核苷酸含量有影响，每天饲喂 0.5g 黄精水煎剂，连续喂药 10 天，能显著降低正常小鼠血浆 cAMP、cGMP 的含量。据国外文献报道，蒽醌类化合物对 cAMP、磷酸二酯酶有显著的抑制作用；对异常高的免疫反应有强烈的抑制作用。

4. 甾体皂苷

甾体皂苷也是黄精属植物的主要成分。从黄精中已分离出黄精皂苷 A、黄精皂苷 B、新巴拉次薯蓣皂苷元 A－3－O－β 石蒜四糖苷，以及它的甲基原型同系物。滇黄精根茎中另含滇黄精皂苷 A、滇黄精皂苷 B、滇黄精皂苷 C、滇黄精皂苷 D。甾体皂苷为中性皂苷，于百合科植物中分布较多。甾体皂苷具有祛痰止咳之功效，很多皂苷还具有抗炎、抗肿瘤、抗真菌等作用，这很可能与黄精具有的药理作用有关。迄今为止，国内外学者从黄精属 12 种植物中共分离得到 78 种甾体皂苷，其中新甾体皂苷类化合物 42 种。

5. 木脂素

2001 年孙隆儒等首次从黄精中分离出木脂素，包括正丁基－β－D－吡喃果糖苷、黄精神经鞘苷 A、黄精神经鞘苷 B、黄精神经鞘苷 C 等。黄精作为药食两用的补益中药，由于其木脂素类药物的强毒性可以解决，其开发前景可见一斑。蒽醌类成分与木脂素类成分有许多相同的药理作用，如抑制 cAMP 磷酸二酯酶活性、免疫增强、抗病毒、抗肿瘤等生物活性。黄精多糖类成分也与木脂素类成分具有相同的药理作用。黄精粗多糖的提取液对实验动物的治疗机制中是否存在这几种有效成分的协同作用还有待于进一步研究。

6. 其他成分

黄精中还含有黄酮、强心苷、生物碱、维生素、烟酸、色素及挥发性成分。但由于对它们的研究还处于初期，因此相应的报道较少。植物体中含有的强心苷比较复杂，大多含量较低。强心苷是治疗心力衰竭不可缺少的药物，但其在临床应用中存在治疗范围狭窄和不易控制等缺点，故目前仍有必要继续寻找新的强心药。

（二）药理作用

黄精具有补肾益精、滋阴润燥之功，用于肾虚精亏、肺虚燥咳以及脾胃虚弱之证已有很长的历史。近年来对黄精的研究逐渐增多并不断深入。现代药理学研究证实，黄精具有增强免疫、降低血脂和血糖、延缓衰老等多种药理作用。对黄精化学成分研究表明，黄精含有黄精皂苷、烟酸、糖类、醌类、氨基酸、木脂素、强心苷及微量元素。近年来，对黄精多糖的研究取得了一些很有意义的进展，药理学研究证明，黄精多糖具有免疫激发及增强、延缓衰老、抗病毒等作用。

1. 对心血管系统的作用与影响

现代社会，全球有近四分之一的人口为心血管及相关疾病所威胁，最后有五分之一的人口死于心血管相关疾病。根据世卫组织预测，至 2020 年，非传染性疾病将占我国死亡原因的

79%，其中心血管疾病占首位。

黄精的水浸出液和30%乙醇浸出液有降低麻醉动物血压的作用。研究发现，黄精能抑制血管紧张素转换酶的活性，抑制率为30%～40%。0.15%黄精醇制剂可使离体蟾蜍心脏收缩力增强，但对心率无明显影响。而0.4%黄精醇液或水液可使离体兔心心率加快。以大鼠心房肌为标本，使用四氯合铂法测定黄精甲醇提取物的强心作用，结果表明，黄精50%甲醇洗脱部具有较强的磷酸二酯酶及 Na^+、K^+-ATP 酶活性抑制作用。0.2g/kg的黄精醇制剂与0.75mg/kg的氨茶碱增加冠脉流量的效果相当。黄精0.35%水浸膏洛氏溶液离体兔心灌流有极明显的增加冠脉流量的作用（$P<0.01$）；家兔静注黄精溶液1.5g/kg，有对抗垂体后叶素所致急性心肌缺血的作用，小鼠腹腔注射黄精溶液12g/kg，能明显提高耐缺氧能力。

对血脂及动脉粥样硬化的影响：黄精水煎剂和醇提取物无论复方或单味药使用都能降低高脂血症大鼠血清总胆固醇（TC）、血清高密度脂蛋白胆固醇（HDL－C）及血清三酰甘油（TG）水平。给实验性高血脂兔灌服100%黄精煎剂每次5ml，一日2次，共30日。与对照组相比，实验组动物三酰甘油，β－脂蛋白、血胆固醇在给药后10、20、30日均有明显下降。实验性动脉粥样硬化兔每日肌注黄精、赤芍注射液5ml，连续给药6天，停药1天，共给药14周，结果给药组动物主动脉壁内膜上的斑块及冠状动脉粥样硬化程度均较对照组略轻。

2. 对免疫系统的影响

免疫疗法被认为是癌症治疗中继外科手术、放疗、化疗后的第四种疗法。临床和动物实验均显示免疫疗法可有效防治癌症，以及治疗其他与集体免疫有关的功能紊乱症。黄精多糖可以极大地激活细胞免疫功能，提高机体免疫力。黄精能提高机体免疫功能。黄精提取物、黄精多糖及黄精水煎液能够提高免疫功能低下机体、青年小鼠、老年小鼠的免疫功能，促进DNA、RNA 和蛋白质的合成；黄精可提高受环磷酰胺处理小鼠的骨髓造血机能，使其白细胞和红细胞数上升，骨髓嗜多染红细胞微核率下降，可提高小鼠腹腔巨噬细胞的吞噬功能。口服黄精可拮抗环磷酰胺引起的白细胞下降，同时使中性粒细胞吞噬作用增强，溶血空斑计数升高。黄精多糖 10mg 对正常人外周血淋巴细胞有中度激发作用，对免疫功能低下患者的淋巴细胞有高度激发作用，但剂量超过 20mg 时作用反而下降。黄精、人参、淫羊藿复方制剂能提高动物脾脏 T 细胞总数和外源胸腺依赖抗原的体液免疫水平，具有增强细胞免疫功能的作用。以黄精为主要成分的滋肾荣精丸能使小鼠胸腺重量显著增加。

3. 抗炎、抗病原微生物作用

黄精作为一种中药抗霉菌药物早已应用于中医临床。实验研究表明，黄精对多种细菌和真菌均具有抑制作用，具有增强免疫、抗病毒、抗真菌和抑制脂质过氧化等多种功能，对治疗大鼠免疫性关节炎的原发病变和继发病变有显著疗效。黄精醇提水溶液 2% 以上浓度对多种真菌具有抑制作用，如黄色毛癣菌、红色表皮癣菌等，其水抽出物对石膏样毛癣菌和考夫曼 - 沃尔夫表皮癣菌有抑制作用。临床实验表明，黄精复方药物对手足癣疗效显著。

4. 降血糖作用

糖尿病是代谢失常性疾病中的一种常见病及多发病，其发病率在世界范围内有逐年上升的趋势，全世界的糖尿病患者数以亿计，我国亦有数千万糖尿病患者。在发达国家，糖尿病已被列为继心血管病、肿瘤之后的第三大疾病，其并发症常波及全身各系统，严重威胁着人类的健康。现代医学一般将糖尿病分为 1 型糖尿病（胰岛素依赖型糖尿病）与 2 型糖尿病（非胰岛素依赖型糖尿病）两型，临床以后者为多，约占 80%。糖尿病属中医学"消渴"范畴，临床以口渴多饮、善食而瘦、小便频数量多、尿有甜味为主要特征。本病的发生多因肺、脾郁热，耗化精气，或肾虚失于固摄所致，病机的主要特点在于气阴亏虚、气机失常，治疗上自古以来以益气养阴、补脾益肾为主。黄精具有补肾润肺、益气滋阴之功，现代研究证明其主要含有多糖、低聚糖、氨基酸、甾体皂苷等成分，具有降低血糖和血脂、提高人体免疫力、延长动物寿命等药理作用。黄精醇提取物 OM 腹腔注射 4 小时后能使正常及链脲霉素诱发糖尿病小鼠的血糖值下降。对作用机制研究时发现，其有较强抑制肾上腺素诱发高血糖小鼠的血糖值。所以认为黄精甲醇提取物具有抑制肝糖酵解系的功能。经 TLC 对其活性成分及标准品进行比较研究，发现其配糖体（PO－2）是活性成分之一。兔灌服黄精浸膏，其血糖含量先升后降。血糖量暂时升高可能是黄精浸膏中含有碳水化合物所致。

5. 对肾上腺皮质功能的作用

黄精具有抑制肾上腺皮质功能的作用。临床应用黄精煎剂、黄精片（含黄精、当归）和大承气汤加味治疗皮质醇增多症有良好效果，表明黄精对肾上腺皮质功能亢进而引起的脂肪、糖代谢紊乱有一定改善作用。黄精对动物细胞免疫功能有促进作用，体外实验观察到黄精多糖提取物有促进淋巴细胞增殖反应，对免疫功能低下病人可提高 E 玫瑰花结形成细胞（ERFC）百分率，并可增加蛋白激酶活性，提高心肌 cAMP 水平，并能增加心肌、肝、脾组织 DNA 对 H3－TdR 的掺入。

6. 抗疲劳、抗衰老作用

随着社会发展，老龄化人口不断增加，延缓衰老是永远不会过时的课题。黄精来源于百合科的植物黄精、多花黄精、滇黄精的根茎，是一味传统的补益药，早年《本经》中云："多年不老，发白更黑，齿落更生。"《本草纲目》云："补诸虚，止寒热，填精髓，下三尸虫。"古代亦将它作为一种食疗药物，如黄精粥、黄精酒等。现代药理研究也同样证明黄精具有抗衰老作用。《新编药物学》载："我国历史以黄精为抗衰老方药。"赵增翰教授等学者总结了我国自古以来的抗衰老方剂152 个，重点方剂 14 个，其中就包括了只有黄精单味药的方剂，岳美中教授重点推荐了该药方。《抗衰老方剂辞典》中只有黄精一味药的方剂就有 3 个。现代药理研究也证明黄精具有抗衰老作用，认为黄精有明显的保健作用，可用于中老年病人，对于补虚和抗衰老有明显效果。其抗衰老作用主要有延长寿命、提高机体生命活力、抗氧化、影响老化相关酶的活性四个方面的作用。黄精总皂苷可使小鼠皮肤羟脯胺酸含量增加6%，并能延长小白鼠游泳时间。黄精有抗 CCI4 肝中过氧化脂质作用。黄精地黄丸 $9.4g/kg \cdot d \times 40d$，观察其抗脂质过氧化的丙二醛，发现其与维 E 有相似的功能，同时能延长果蝇的平均寿命。此外，黄精能减少家蚕食桑量和减轻家兔体重，并有延长家蚕幼虫期和延长家蚕寿命的作用。给实验小鼠 20%黄精煎液 $13ml/kg \cdot d$，27d 后处死，取心、肝供试，结果表明，黄精能提高肝中 SOD 活性，降低心肌中脂褐质的含量，对防护自由基及其代谢产物对机体的损害、延缓衰老有意义。黄精还可以提高和改善记忆。黄精是一种补气益肾的中药，近几年来的研究证明，补肾类中药可通过调整神经递质含量、神经递质受体数量、促性腺及性腺激素含量，以及 MAO、SOD、

LPO、LPF 等的含量产生明显的延缓脑组织衰老的作用。学习记忆等脑功能随着年龄增加而明显减退，这与 M 受体的数量密切相关。黄精多糖可以提高老龄大鼠的学习记忆功能，可能是通过提高 CAT 活性从而增加脑组织中 M 受体的数量，来达到延缓脑组织衰老的作用。老年性痴呆是一种慢性进行性精神衰退疾病，是当今最为痛苦的疾病之一。目前该病治疗所用药物只能在一定程度上改善症状，尚不能最终阻止疾病的发展。由于缺乏有力的理论基础，当前的疗法是经验性的，最常用的药物有抗精神病药、镇静催眠药、抗抑郁药、抗组织胺药、抗惊厥药等，这些药物一般副作用大，不能长期服用。中医药疗法既可治疗精神症状，又可改善体质，副作用小，适于长期服用。黄精多糖可通过改善脑功能达到延缓衰老的目的，很有可能用于老年性痴呆的预防与治疗，值得进一步研究开发。

7. 其他作用

黄精对放射性 ^{60}Co 照射的动物有明显保护造血功能的作用。临床初步观察黄精糖浆对 WBC 也有较显著的升高作用。实验小鼠按 6g/kg 灌胃，每天 1 次 × 10 天，能提高红细胞膜 Na^+、K^+ – ATP 酶活性。每天喂饲黄精 0.5g/0.6ml，连续 10 天，能降低血浆 cAMP 和 cGMP 比值。除此之外，黄精还有止血、抗肿瘤、抗辐射以及对实验性角膜炎的治疗作用等等。

关于黄精的毒副作用，对以黄精为主要成分的中药复方"益心液"进行毒理学研究，通过急性、亚急性毒性实验，研究对大鼠血红蛋白、白细胞数及白细胞分类的影响，对大鼠肝肾功能的影响，对大鼠脏器病理形态学的影响，结果表明，该液对实验动物无毒副作用。

第三节　临床应用

现代药理研究证明黄精具有抗衰老、降血糖、降血脂、抗肿瘤、抗菌抗病毒等作用。近年来，随着人们对黄精研究和认识的逐渐深入，黄精的临床运用也在不断发展，临床应用范围也在不断扩大。

1. 治疗呼吸系统疾病

慢性支气管炎：1986年张振廷以黄精、百部各10g，冬虫夏草、贝母、白及各5g，白酒500ml浸泡1周，去渣口服，每次5~10ml，每日3次，134例慢性支气管炎病人服药20天，有效率为90.2%

慢性咽炎：2000年张俐等用复方黄精汤（黄精、沙参、麦冬、蝉蜕、昆布等）治疗35例慢性咽炎病人，2天1剂，水煎服，2个月为1疗程，对照组含服华素片。治疗组治愈4例，显效19例，有效16例，无效2例，与对照组相比有显著差距。

肺心病：采用常规治疗加服肺心灵（黄精、人参、猪肺、丹参、川贝、桔梗）胶囊，每天5粒，共分3次，治疗30例肺心病患者，临床症状明显改善，微循环、血液流变学指标较治疗前均有显著改善（$P < 0.05$），且具有抗感染、增强机体抵抗力的作用，从而达到防止肺心病急性发作、延长缓解期的目的。

喘证发作期：临床常见的喘证有支气管哮喘、慢性喘息性支气管炎、肺气肿等，在预防其发作方面，还没有理想的药物与方法。2000年牟林茂以黄精为主组方，根据不同的原发疾病、不同的发病季节及患者的个体差异，辨证选药配伍使用，并长期服用，对喘证的发作有较好的疗效。

百日咳：有研究使用黄精、百部、射干、天冬、麦冬、枳实、百合、紫菀、甘草组方治疗 73 例百日咳患儿，有效率为90.4%。

呼吸道继发性霉菌感染：1998 年傅利民等在《黄精治疗呼吸道继发性霉菌感染 40 例》中报道，用黄精煎剂（1ml 药液含黄精 1.0g）漱口后咽下，每日 50 ~ 60ml，对照Ⅰ组 20 例病人单纯支持治疗，对照Ⅱ组 19 例病人用抗霉菌抗生素治疗。结果：中药黄精较单纯支持治疗效果好，两者有显著差异（$P < 0.01$），而与抗生素治疗组疗效无明显差异。

2. 治疗心血管系统疾病

高血压：1989 年林高荣以董建华教授的黄精四草汤为主，治疗高血压 200 例，结果显效 90 例，占 45%，有效 95 例，占 47.5%，无效 15 例，占 7.5%，有效率为 92.5%。

低血压：1998 年孙威茂等用黄精升压汤（黄精 30g，党参 30g，炮附子 10g，甘草 15g）临床治疗原发性低血压 67 例（连续测量 3 天，血压均低于 12.0/8.0kPa；症见头晕头痛、倦怠乏力、心悸气短、失眠健忘，除外继发性高血压），其中女 49 例，男 18 例，年龄 17 ~ 52 岁，病程 1 ~ 6 年。治愈（血压上升至 14.67/9.33kPa，随访半年血压基本稳定）43 例，有效（血压上升至 12.0/8.0kPa ~ 13.33/9.33kPa，随访半年，血压有下降趋势，但不需要服药，症状基本消失）21 例，无效 3 例。

早搏（期前收缩）：1998 年秦增祥等用三黄生脉饮（黄精、黄芪、黄连、西洋参、麦冬、五味子、炙甘草、丹参）治疗顽固性早搏，治愈（心悸或胸闷气短消失，听诊及心电图证实早搏消失，停药 6 个月无复发）26 例，显效（心悸或胸闷气短消失或明显减轻，早搏消失，停药6个月无复发，或早搏减少50%）15例，无效（心悸减轻，但早搏减少不足50%）5例，有效率为89.1%。

高脂血症：用降脂合剂（黄精、荷叶、山楂、桑寄生、何首乌、郁金、草决明）治疗20例患者，治疗后胆固醇下降11例，β-脂蛋白下降11例，甘油三酯下降9例，效果良好。

冠心病：河南中医学院以黄精、赤芍制剂治疗冠心病86例，其中心绞痛者17例，用药后均有不同程度的缓解；心电图有缺血改变者14例，6例转为正常，5例好转，慢性冠脉供血不足者29例，10例转为正常，5例好转。用心脉宁注射液（黄精、丹参、生何首乌、葛根）静滴，每天250ml，20天为1个疗程，治疗42例，心绞痛有效率为86.7%，心电图改善有效率为64.3%。广安门医院等将黄精、黄芪、党参、丹参、赤芍、郁金制成益气活血合剂注射液，治疗急性心肌梗死215例，疗效较好。

心绞痛、心肌梗死：《古今名方》中所载健身糖茶，用黄精24g，党参、赤芍各30g，红花、山楂各12g，水煎服，每日1剂，功能益气养阴、活血止痛，治疗冠心病、心绞痛。伴头晕乏力、心悸气短、胸闷不舒者，亦可用黄精30g，山楂24g，何首乌15g，水煎服，可防止动脉粥样硬化。1998年窦饮鸿在《黄精的保健治疗作用》中用《中医名医方剂大全》中收载的"抗心梗合剂"（黄芪、丹参各30g，黄精、党参、郁金、赤芍各15g，水煎服，每日1剂）治疗心肌梗死证属气阴两虚、心脉瘀阻者，取得了良好的效果。

3. 治疗消化系统疾病

萎缩性胃炎：仇增永等用自拟"玉竹黄精饮"（黄精、玉竹、石斛各30g，当归、白芍、川芎、绿梅花、玫瑰花、五味子各 15g，炙甘草 6g）辨证加减，治疗萎缩性胃炎 58 例。临床痊愈 16 例，显效 20 例，有效 15 例，无效 7 例，总有效率 87.9%。1995 年冯宗林等采用甘凉养胃、益气健脾之法，自制护灵胶囊（孩儿参、麦冬、太白黄精、太白黄芪、太白米、朱三七、太白五加）治疗慢性萎缩性胃炎 100 例，有效率 98%。提示该方法有改善萎缩性胃炎症状、修复胃黏膜的作用。

慢性腹泻：用黄精 100g，鲜漆叶 500g，两药蒸熟晒干，共为细末，水泛为丸，每次 6g，饭前 1h 服，每日 3 次，半月为 1 个疗程。治疗慢性腹泻 200 例，痊愈 112 例，显效 40 例，有效 43 例，无效 5 例。

慢性肝炎：以丹参黄精汤（黄精、丹参、当归、泽泻、黄柏、郁金、白术、虎杖、甘草）为主治疗 112 例慢性迁延性肝炎患者，总有效率为 89.3%。1993 年丁喜贵等在《自拟"黄精山楂茵陈汤"对肝功能 ALT（GPT）和 TTT 异常 52 例疗效观察》中报道，用自拟黄精山楂茵陈汤治疗各类型肝炎和一些理化因素对肝脏造成损害而致使 ALT（GPT）和 TTT 异常者 52 例，有效率为 96.15%。1997 年徐小舟等采用益气活血解毒汤（黄芪、黄精、白花蛇舌草、虎杖、板蓝根等）联合西药治疗慢性乙型肝炎 98 例，有效率为 94.9%。提示本法有益气、疏肝、活血、解毒、祛湿之作用。

4. 治疗神经系统疾病

缺血性脑血管病：李世昌等用黄精四草汤随症加减治疗 40 例缺血性脑血管疾病患者，15 天为 1 个疗程，3 个疗程后显效率为 75%，总有效率为 90%，与治疗前比较有显著差异。以黄精、黄芪、知母、鸡血藤、制何首乌、丹参、川芎、僵蚕、赤芍、当归、甘草为主组方，随症加减，配合西药治疗

100 例脑梗塞患者，1 个疗程 30 天，痊愈 60%，显效 30%，好转 10%，治疗后血压明显下降并趋于稳定，血脂及脑血流图也有所改善。

脑功能减退症：用康宝液（黄精、枸杞子、淫羊藿、熟地黄、黄芪、山楂、刺五加、蜂王浆）治疗 67 例脑功能减退症，15ml/天，分 2 次服，可明显改善脑功能减退症者的自觉症状及图形记忆、视力、听力、手颤、脑功能生物年龄等指标，与对照组相比较，差异显著（$P < 0.01$）。可纠正病理性机能紊乱和增强机体双向调控效应，使动态平衡状态得到恢复，对慢性病有良好的调治作用。

植物神经功能失调：用宁神酊（将黄精、枸杞子、生地黄、白芍、何首乌藤、黄芪、党参、当归、炒酸枣仁、麦冬、红花、菊花、佩兰、石菖蒲、远志以白酒 1000ml 浸泡 14 ~ 18 天），5 ~ 10ml/天，分 3 次服，或每晚服 10 ~ 20ml，治疗 175 例植物神经功能失调患者，94.9% 的病例自觉症状减轻或消失、睡眠改善、多梦减轻或消除。

阿尔茨海默病：1996 年廖方正等以由黄精、熟地黄、丹参、远志等组成的脑力康制剂治疗阿尔茨海默病，结果量表积分和中医临床观察指标在治疗前后都有所改善，其差异有高度统计学意义，表面以补肾活血立法的处方脑力康具有改善智能、恢复生活自理能力、减轻精神症状等作用。脑力康对阿尔茨海默病和血管性痴呆均有效，前者有效率为 40%，后者为 85.7%。

5. 治疗糖尿病

1983 年李敬林等用降糖丸（黄精、红参、黄芪、葛根、大黄等制成水丸）治疗 20 例 2 型糖尿病患者，15g/天，3 次/天，自觉症状均明显改善，尿糖、空腹血糖、餐后 2h 血糖均显著降低（$P < 0.01$），且胆固醇明显降低。1985年林兰等用降糖甲片治疗405例成人糖尿病患者，效果较好，尤以气阴两虚型为佳，显效54.5%，良好27.3%，与合并应用西药降糖药组疗效相似，治疗后血糖和24h尿糖均明显下降，与治疗前有显著差异。

6. 其他

黄精及黄精相应的组方还可用于治疗白细胞减少症，结核病如骨结核、肺结核、淋巴结核疾病，五官科疾病如中毒性耳聋、近视、病毒性角膜炎、癌症化疗后口腔溃疡等，还可用于治疗足癣、甲癣、蛲虫病、流行性出血热等等。

总而言之，黄精既能益气，又能养阴，古人称"黄精可代参地"，即黄精具有人参补气和熟地黄滋阴之功效，为临床医者所青睐。从近年来黄精临床研究综述中可以看出，其应用已经在传统治疗病症的基础上有了很大的扩展。随着黄精药理研究的不断深入及临床上的广泛应用，其更多的治疗作用将被开发并投入临床应用，更好地为医学的发展服务。

第三章　黄精方剂

黄精用于临床治疗有着悠久的历史。《本草纲目》载："黄精补诸虚，填精髓，平补气血而润。"《日华子本草》载："补五劳七伤，助筋骨，止饥，耐寒暑，益脾胃，润心肺。"因而黄精被广泛应用于各类方剂中，有关黄精的验方在古代医籍中多有收录。现代研究也表明黄精具有降血压、降血糖、降血脂、调理人体机能等作用，在临床上可以治疗糖尿病、冠心病、高脂血症、高血压等常见病。黄精的营养价值也十分丰富，是重要的食疗药物之一，因其肺脾肾同补，且味道清甜，性味平和，易于消化吸收，对于年老体弱者有着十分显著的补益功效。针对这一特性，古人将黄精的应用范围拓展到药酒、养生粥等多种服用方式。本章将古代医籍及现代常用的黄精方剂、食疗方、药酒及服食方法等收录于此。

第一节　古代验方

（一）补肾填精方

北宋《圣济总录》载："常服能助气固精，补填丹田，活血注颜，长生不老。"黄精在临床治疗中也经常用于肾虚精亏所致的一系列疾病中，如男子精少不育、须发早白、筋骨痿软等，常配伍地黄、何首乌、女贞子、菟丝子、杜仲、补骨脂等补肾药物。黄精赞育胶囊用于男子弱精症疗效十分显著，可见黄精的补肾作用还应该结合现代制药工艺进一步开发应用。

1. 还少饮子（《中医男科治疗学》）

【组成】当归、桃仁、红花、虻虫、丹参、坤草、苍术、橘红、仙灵脾、黄精、制首乌

2. 龟鹿补肾片（《中国基本中成药》）

【组成】龟板胶、鹿角胶、生地黄、熟地黄、山药、泽泻、茯苓、首乌、黄精、玉竹、天冬、当归、川芎、龙眼肉、鹿角、肉苁蓉、覆盆子、沉香、五味子、巴戟天、狗脊、牛膝、续断、大青盐、芡实、菟丝子、覆盆子、沉香、五味子、党参、白术、木香、陈皮、炙甘草

3. 滋肾宁神丸（《广东省药品标准》）

【组成】熟地、首乌、黄精、白芍、女贞子、菟丝子、金樱子、五味子、酸枣仁、夜交藤、丹参、合欢花、珍珠母、怀山药、茯苓、牛大力、五指毛桃

4. 彭真人还寿丹（《万病回春》卷五）

【功效】补心生血、滋肾壮阳、黑须发、润肌肤、返老还童、延年益寿、种子。

【组成及用法】大辰砂（研细，水飞过）一两，补骨脂（酒浸炒）二两，核桃仁（去皮炒，捶去油）四两，杜仲（姜酒炒）二两，牛膝（去芦，酒洗）一两，天门冬（去心）一两，麦门冬（去心）一两，生地黄（酒洗）二两，熟地黄二两，当归（酒洗）一两，白茯苓（去皮为末，水飞晒干，人乳浸再晒）、川芎一两，远志（甘草水泡，去心）一两，石菖蒲（去毛，盐水浸）、巴戟（酒浸去梗）一两，白茯神（去皮木，同煎，茯苓一样制）、青盐一两，黄柏（盐水炒）二两，小茴香（盐水炒）一两，知母（酒炒，去毛）二两，川椒（微炒去子、去白隔）四两，乳香（箬炙）一两，楝参一两，

黄精（米泔水煮一沸，拣去烂的，竹刀切片晒干，却用旱莲十四两、生姜汁二两、各取自然汁，并酒三味，停兑熬膏，浸黄精半日，炒苍色）四两，何首乌（瓜瓣形，内无花者足赤白二种停以捶碎，煮于黑豆水上，九蒸九晒，再用人乳浸透晒干）四两。上二十六味为末，炼蜜为丸，如梧桐子大。每服七十丸，空心，盐汤或酒送下。一方加山茱萸、枸杞子、菟丝子、山药、柏子仁各一两，尤效。

5. 木香补肾丸（《外科正宗·卷三》）

【功效】治偏坠，一名木肾，不疼不痒，渐渐而大，最为顽疾，有妨行动，多致不便。但灸木肾子根后，宜服此药，俱可内消。此药功效不独治疝，中年后宜服之益寿延年。黑发壮筋填髓，明目聪耳补肾，助元阳，调饮食，其功不可尽述。妇人服之，颜如童女，肌肤莹洁如玉。又精寒血冷，久无嗣息者服之更妙。

【组成及用法】淮庆生地四两（酒煮，捣膏），菟丝子、肉苁蓉、黄精、黑枣肉、牛膝、蛇床子（微炒）、茯苓、远志各一两二钱，当归二两四钱，丁香三钱，大茴香、木香各六钱，枸杞子一两五钱，巴戟、杜仲各一两，青盐、人参各五钱。右为细末，炼蜜为丸，如梧子大，每服六七十丸，空心温酒送下。又诸疝不常举发者，服之亦宜。

6. 滋阴种子丸（《医学正印·男科》）

【功效】男子有精亏无子者，非此药不能填补，服至百日，大有奇效。阴虚有火者宜此。

【组成】知母二两（去毛皮为末，一两乳汁浸透，一两黄酒、盐浸透，晒干），天门冬（去心）二两，麦门冬（去心）二两，黄柏二两（去粗皮为末。一两乳汁浸透、一两黄酒、盐浸透，晒干炒赤色），熟地黄（黄酒煮，捣如泥，即和众药）二两，桑葚子二两，菟丝子（酒煮，晒干）二两，生地黄（黄酒洗过，与熟地黄总捣一处）二两，何首乌（黑白二色均用，同黑豆煮二次，去皮晒干）二两，枸杞子一两五钱，干山药一两，牛膝（去芦）二两，黄精二两（对节生者真，酒蒸熟，与熟地捣为一处），辽五味五钱，白茯苓（去皮去红丝）一两，柏子仁（水浸一日，连壳）。

7. 先天大造丸（《外科大成·卷四》）

【功效】风寒湿毒，袭于经络，初起皮色不变，漫肿无头，或阴虚外寒侵入，初起筋骨疼痛，日久遂成肿痛，溃后脓水清稀，久而不愈，渐成漏症者。此丸能补一切气血虚羸。劳伤内损，及男妇久无嗣息者，并有奇验。

【组成及用法】紫河车一具（酒煮捣膏），熟地黄四两（酒煮捣膏），人参、仙茅（浸去赤汁，蒸熟，去皮捣膏）、何首乌（去皮，用黑豆同煮捣膏）、肉苁蓉（去鳞并内膜酒浸捣膏）、枸杞、白术、茯苓、归身、牛膝、菟丝子、黄精各二两，巴戟肉、骨碎补（去毛微炒）、破故纸（炒）、远志各一两，广木香、青盐各五钱，丁香三钱，黑枣肉二两。上为末，炼蜜为丸，梧子大，每服七十丸，空心温酒送下。

8. 地黄煎丸方（《太平圣惠方·五劳病论》）

【功效】治虚劳，益脏腑，久服轻身，驻颜色；治精少强忘，力补虚损。

【组成及用法】生地黄五斤（洗净肥好者），巨藤子三两，牛膝三两（去苗），桂心三两，生黄精五斤（洗脐，微炒），鹿角。上件药，捣罗为末，入地黄黄精膏中，和捣千余杵，丸如梧桐子大，每日空心，以温酒下三十圆，晚食前再服。

9. 地黄汤方（《圣济总录·虚劳门》）

【功效】治虚劳少气，行动喘促，小便过多。

【组成及用法】熟干地黄二两，黄（锉）、桂（去粗皮）、甘草（炙）、当归（切焙）各三两，芍药、黄精（焙干）、黄芩（去黑心）各一两，麦门冬（去心焙）五两。上九味，粗捣筛，每服三钱匕，水一盏，生姜半分拍碎，枣两枚去核，煎至六分，去滓空腹温服，日午夜卧再服。

10. 乌须固本丸（《鲁府禁方》）

【功效】生精补髓，益血补虚，乌须黑发，返老还童，延年益寿。

【组成及用法】何首乌八两（米泔水浸三宿，竹刀刮去粗皮，切片，黑豆五升同首乌滚水浸一时，蒸熟去豆），黄精四两（黑豆二升同煮熟，去豆，忌铁器），生地黄（酒浸）、熟地黄（酒浸）、天门加皮、巨胜子。上为细末，炼蜜为丸，如梧子大。每服七八十丸，加至百丸，空心温酒下，盐汤亦可。忌葱、蒜、萝卜、豆腐、烧酒等物，并房事。

11. 斑龙二至百补丸（《医统·卷四十八》）

【功效】固本保元，生精养血，培复天真，大补虚损，益五内而除骨蒸，壮元阳而多子嗣，充血脉，强筋骸，美颜色，增龄算，聪明耳目，黑润髭须，真王道奇方。

【组成】鹿角五十两（为则新取连脑骨者佳，锯作二寸长段，长流水洗，米泔浸一宿，刷洗净晒干，同后药和入磁坛煮胶），黄精八两，甘枸杞子、干熟地黄、菟丝子（热水淘净）、金樱子（去毛子净）各四两，天门冬（去心）、麦门冬（去心）、川牛膝（酒洗）、楮实子（热水洗）各二两，龙眼肉一两。

12. 水一方（《仁术便览》）

【功效】滋阴降火，补诸虚损。尤补下元，腿膝痿弱，甚好。

【组成】黄精二两（酒浸二日），山药一两，熟地（酒浸）一两，生地（酒浸）一两，天冬（去心，酒浸）八钱，麦冬八钱（同上制），当归（全用，酒洗）一两，酸枣仁（炒）一两，白术八钱（炒），五味子五钱，白芍（酒炒）八钱，知母（酒炒）八钱，黄柏（酒炒）一两，枸杞子二两，远志（去心）二两，茯神（去木）五钱，牛膝（酒浸）五钱，干姜（炒）二钱，虎胫骨（酥炙）五钱，山茱萸（去核）五钱，菟丝子（酒炙）一两。上炼，加酒丸。空心酒下百丸。

13. 打老儿丸（《万氏家抄方》）

【功效】药最平和，阴阳不偏。服五日便觉身轻，十日精神爽快，二十日语言响亮，一年白发转黑，行步如飞。

【组成及用法】石菖蒲（铜刀刮去皮，用嫩桑枝相拌，蒸晒干，去桑枝不用，不可犯铁器，令人吐逆）、山药（蒸晒干）、牛膝（去芦，用黄精自然汁浸，捞出，换酒浸一宿。若无黄精，酒浸三日，捞出焙干）、山茱肉（慢火焙干）、远志（用甘草水浸一宿，捞起晒干，又浸晒）、巴戟（用枸杞子汤浸一宿去心，酒浸一宿，捞起，用菊花同包，炭火焙令黄色，去菊花不用）、续断（酒浸软，去内里筋，文火炒半干晒）、五味（蜜汤浸去子，再以浆水浸一宿焙干）、茯苓（去皮筋，捣细于水中，搅去浮者）、楮实子（水浸三日，搅去浮者不用，捞起晒干，酒浸一宿，滤出，蒸，辰至午，焙干）、枸杞子（去蒂）、熟地黄（蒸取出，放冷，又以酒蒸，取出令干，又拌蒸三四次，勿犯铁器）、小茴香（酒浸一宿炒干）、肉苁蓉（洗酒浸一宿，刷去沙皮，劈破中心，去白膜一重如竹丝，饭上蒸从寅至未，再用酥炙黄）、杜仲（去皮，酥炙，炒无丝）。右为细末，各等分，酒糊为丸桐子大，每服二十九，空心温酒送下。

14. 还真二七丹（《古今医统大全·卷之八十四》）

【功效】壮颜容，健筋骨，填精补髓，乌须黑发，久服通仙。

【组成及用法】何首乌（忌铁器）、黑椹子、生地黄、旱莲草，以上四味俱用鲜者，以石臼内捣，各取汁半斤，鹿角胶、生姜汁、白蜜各半斤，黄精（九蒸九晒）、人参、白茯苓、小茴香、枸杞子、鹿角霜各四两，秦椒一两，共为末用。上除蜜另炼外，以诸汁熬将成膏，方入蜜搅匀，然后下人参等六味末药，又和匀以新瓷瓶收贮，随时以温热酒调下二三匙，夏月以白汤调。

15. 二精丸（《圣济总录·神仙服饵门》）

【功效】助气固精，保镇丹田，活血驻颜，长生不老。

【组成及用法】黄精（去皮）、枸杞子各二斤。右，各于八九月间采取。用清水浸黄精，令净细锉，与枸杞子相和，杵碎拌匀，阴干，再捣为细末，炼蜜为丸如梧桐子大，每服三五十丸，空心，温酒下。

16. 五精煎丸（《圣济总录·补益门》）

【功效】治上膈多热，下脏虚冷，皮肤不泽，气力乏少，大便秘涩，或时泻痢，头旋痰滞，口干舌强，益寿延年。

【组成及用法】白茯苓（去黑皮别取末）、甘菊花（炊一复时，不住洒酒，曝干，别取末）、菖蒲（石上生者，酒浸三日，炊一日，焙干，别取末）、桂（去皮，取心中好者，别取末）各四两，天门冬（去心焙）、白术（切作片，子白者可用）、人参、牛膝各一斤捣碎，各以水并酒共一斗，浸药三日，绞取浓汁，滤去滓，于银器内慢火各熬成膏，生黄精五斤，生地黄五斤，二味各捣取汁于银器内慢火熬成膏。上一十味，先将下六味逐味取汁，熬至半斤可住火，然后将膏六件，共合成三斤，以前四味散药同和匀，曝干再入膏和搜，直后入尽三斤膏药，再入臼中杵五六千下，丸如梧桐子大，每服三四十丸，食前后清酒或米饮下，久服自觉神效。

（二）补肝养血方

黄精有养血柔肝之效，《本草纲目》以黄精配伍蔓菁子补肝明目。黄精也可用于治疗慢性肝病。

补肝明目。用芜菁子（淘过）一斤，黄精二斤，和匀，九蒸九晒，研为末。每服二钱，空心服。米汤送下。一天服二次。又方：芜菁子二升，决明子一升，和匀，以酒五升煮干，晒为末。每服二钱，温水调下，一天服二次。（《本草纲目·菜部》）

1. 枸杞丸（《普济方》）

【功效】补精气。

【组成及用法】枸杞子（冬采者佳）、黄精。右各等分，为细末，二味相和捣成块，捏作饼子，干复捣为末，炼蜜为丸如梧桐子大。每服五十丸，空心温水送下。

补肝养血第二方（《本草骈比》）

【功效】治慢性肝炎，疲乏无力，腹胀不适，胃口不好，尿量减少，汗多口干。

【组成及用法】丹参30g，黄精25g，糯稻根须25g，水煎服。

（三）健脾养胃方

黄精味甘，色黄，入脾经，有健脾养胃的功效。临床可用于治疗脾胃虚弱引起的怠倦乏力、腹胀纳少、大便溏薄、肌肉痿软等。

1. 健脾养胃第一方（《本草纲目·草部上》）

【功效】脾胃虚弱，体倦乏力。

【组成】用黄精、枸杞子等分，捣碎作饼，晒干研细，炼蜜调药成丸，如梧子大。每服五十丸，开水送下。

2. 抑胃扶脾汤（《医学见能》）

【功效】食而善饱，每饱又作反胀者，胃强而脾弱也。

【组成】麦冬三钱，黄连二钱，党参三钱，白术三钱，山药二钱，木香一钱，白芍二钱，麦芽二钱，黄精三钱，甘草一钱。

（四）滋阴益肺方

1. 大金丹（《外科传薪集》）

【功效】治咽喉圣药。虚火上升，吹之神效。

【组成及用法】朱砂三钱，雄精一钱，硼砂一钱，川连三钱，西黄一分，甘草一钱，枯矾三分，黄精三钱，淡秋石一钱，制熟附一钱半，共为细末。

2. 松花膏（《宣明论方·卷九》）

【功效】治三二十年劳嗽，预九月间宣利一切痰涎肺积，喘嗽不利。

【组成及用法】防风、干生姜、野菊花、芫花、枸杞子、甘草、苍术、黄精。右为末，取黄精根熬成膏子，和药末丸如弹子大，每服细嚼一丸，冷水化下，临卧不吃夜饭，服药一粒。

（五）养血祛风方

麻风病在我国古代曾被称为"病风""大风""癞""恶疾大风""天刑病"等，古来论述颇多，然病名不一，经常与其他皮肤病相混淆。在《素问·风论》和《肘后方》等医籍曾对其典型的症状有所记载，但皆非专论。至唐代孙思邈，始辟专篇论述。《千金要方·恶疾大风》有论1首，方10首。《本草纲目》《圣济总录》等医书对于黄精治疗麻风病均有记载。《丹溪心法》对于麻风病的病机有着详细的论述:"大风病,是受得天地间杀物之风,古人谓之疠风者,以其酷烈暴悍可畏耳。人得之在上在下。夫在上者,以醉仙散取臭涎恶血于齿缝中出;在下者,以通天再造散取恶物陈于谷道中出。所出虽有上下道路之殊,然皆不外乎阳明一经……孙真人云:'吾尝治四五百人,终无一人免于死。'不能治也,盖无一人能守禁忌耳。"并在其后附黄精丸一方:苍耳叶、紫背浮萍、大力子各等分,乌蛇肉中半(酒浸去皮骨)、黄精倍前三味(生捣汁,和四味研细焙干),上为末,神曲糊丸如梧子大。每服五七十丸,温酒下。一方加炒柏、生地黄、甘草节。除外麻风病,本品兼具和血祛风而止痒之效,用于多种瘙痒类皮肤病。

1. 治麻风方(《丹溪心法》)

【功效】治麻风脉大而虚者。

【组成及用法】苍耳、牛蒡(酒蒸)各三两,黄精、浮萍一两,苦参七钱半。上末之,乌蛇肉酒煮,如无蛇,用乌鲤鱼亦可,为丸服之,候脉实,却用通天再造散取虫。

2. 黄精丸(《丹溪治法心要》)

【功效】身上虚痒,血不荣肌腠,所以痒也。

【组成及用法】苍耳叶、浮萍、鼠粘子,各等分,炒;蛇肉减半,酒浸去皮骨;秤黄精倍前苍耳等三味,生捣。以苍耳杂捣,焙干,上末之面丸。

3. 苦参丸(《周慎斋遗书》)

【功效】疠风皮肉溃肿,湿热填于汗孔也。并治赤白癜风。

【组成】苦参一斤,防风、荆芥、苍耳子、胡麻各八两,川乌、白芷各一两半,黑蛇,一共为末,酒糊丸,茶酒任下之。又方苦参七钱半,苍耳子、牛蒡子、黄柏(酒炒)各二两，黄精、浮萍各一两，乌蛇一，浸酒服。

4. 养血祛风第四方

【功效】大风癞疮，风邪入血，日久成癞，鼻坏色败。

【用法】用黄精去皮，洗净，取二斤晒干，放在米饭上蒸到饭熟时，把药保存好，经常服食。（《本草纲目·草部上》）

5. 生地黄煎方

【功效】治乳石药气发热，风热相并，致痈肿疮痍，经年不愈。

【用法】生地黄（五斤洗切以木杵臼捣绞汁）、黄精（十二斤洗切以木杵臼捣绞汁）、白蜜（五升），上三味汁相和，于银石器中，慢火煎如膏为度，以瓷合盛。每服生姜汤，调下半匙至一匙，日二夜一。（《圣济总录·乳石发动门》）

6. 黄精丸煎方（《圣济总录纂要》）

【功效】治大风癞疾，面赤疹起，手足挛急，身发疮痍，指节落。

【组成及用法】黄精（生者）十二斤，白蜜五斤，生地黄（肥者）五斤，三味先将黄精生地黄洗净，细锉，以木石杵柏捣熟，复研烂入水三斗，绞取汁，置银铜器中，和蜜搅匀，煎之成稠煎为度，每用温酒调化二钱至三钱，日三夜一服，风癞痊平，面如童子，延年不老。

7. 养血祛风第七方（《圣济总录》）

大风癞疮，乃营气不清，久风入脉，因而成癞，鼻坏色败。

【用法】用黄精根去皮净，以水洗二斤，暴纳粟米饭中，蒸至米熟时食之。

（三）杂病方

1. 活血通脉片（《卫生部药品标准·中药成方制剂》）

【功效】活血化瘀，疏通血脉。

【组成】鸡血藤、红花、丹参、桃仁、赤芍、降香、郁金、三七、川芎、陈皮、木香、石菖蒲、酒、黄精、麦冬、冰片。

2. 养心安神丸（《卫生部药品标准·中药成方制剂》）

【组成】黄精、丹参、知母、五味子、首乌、当归、磁石、酸枣仁、远志。

3. 预知子丸（《冯氏锦囊秘录》）

【功效】治心气不足，精神恍惚，言语错妄，惊悸烦郁，忧愁惨戚，善怒多恐，健忘少睡，夜多异梦，寐即惊魇，或发狂暴眩，不知人，并宜服此。

【组成及用法】预知子（去皮）、白茯苓、枸杞子、石菖蒲、茯神、枳实、人参、地骨皮、远志、山药、黄精、丹砂等份，为末炼蜜丸，芡实大，每嚼一丸，人参汤下。

4. 第三真黄风汤（《医略》）

【功效】主治类中风。服第二类黄风汤后，诸证垂愈，宜静补真阴。第阴无骤补之法，此方补阴最得从容之理。

【组成及用法】大熟地四钱，云茯苓二钱，怀山药三钱，大沙参三钱，大麦冬二钱，炙龟板三钱，野黄精三钱，五味子五分，甘澜水煎服。二三剂，或五七剂至十剂后，更以十剂为末，水叠丸。每早晚开水服三钱。

5. 先天大造丸（《医宗金鉴》）

【功效】鹳口疽，此证一名锐疽，生于尻尾骨尖处。初肿形如鱼肫，色赤坚痛，溃破口若鹳嘴，属督脉经由湿痰流结所致。朝寒暮热，夜重日轻，溃出稀脓为不足；或流稠脓鲜血为有余。少壮可愈，老弱难敛，易于成漏。初起宜滋阴除湿汤以和之；已成不得内消者，用和气养荣汤以托之；气血虚弱，溃而敛迟者，滋肾保元汤以补之。若失治久而不敛者，宜服先天大造丸，兼服琥珀蜡矾丸，久久收敛。外治法按痈疽肿疡、溃疡门。

【组成及用法】人参、白术（土炒）、当归身、白茯苓、菟丝子、枸杞、黄精、牛膝各二钱，补骨脂（炒）、骨碎补（去毛，微炒）、巴戟肉、远志（去心）各一两，广木香、青盐各五钱，丁香以上共研末，三钱，熟地（酒煮，捣膏）四两，仙茅（浸去赤汁，蒸熟，去皮，捣膏）、何首乌（去皮，黑豆同煮，去豆，捣膏）、胶枣肉（捣膏）各二两，肉苁蓉（去鳞并内膜，酒浸捣膏）、紫河车（白酒煮烂捣膏）一具，以上六膏共入前药末内，上为细末，捣膏共合一处，再加炼过白蜂蜜为丸，如梧桐子大。每服七十丸，空心温酒送下。

6. 补肾丸（《异授眼科》）

【功效】肺金被心火克制，金虚不能平制肝木，木反侮金，肾水又枯，不能制火，火更旺而肺金益虚而成花翳白陷。宜服补肾丸，点眼药水。

【组成及用法】人参、白蒺藜、白术、杏仁、苍术、蛤蚧、玉屑、白石脂、车前子、金樱子、旋覆花、五味子、黄精，以上各等分，共为末，每服二钱，米汤下。

7. 杂病第七方（《山东中草药手册》）

【功效】治胃热口渴。

【组成用及法】黄精六钱，熟地、山药各五钱，天花粉、麦门冬各四钱。水煎服。

（四）黄精食疗

黄精味甘性平，具有滋补强壮、滋阴养血、补中益气等作用。现代医学证明其具有抗菌、抗病毒、延长寿命、增强免疫功能、抗脂质氧化、改善粥样硬化、抗肝损害、降血糖等作用，补益功能极佳，无论以口感或功效论都可谓是食疗的首选药物。且黄精较之于熟地类补药虽药力平缓，但用于食疗却为一大优势，因熟地虽力雄却滋腻碍胃，不适于长期服用，而黄精性质与山药相近，年老体弱者皆可食用，无滋腻碍胃之虞。故黄精经常被制作为药膳膏方或药酒等供病人长期服用。常人服用黄精也可起到养生防病、延年益寿的效果。现介绍古代医书中记载的黄精药酒与黄精药膳及现代常用的配方。

1. 疗百疾延寿酒（《中藏经》）

【功效】对改善老人冬季易发的手足麻木，肢体痿弱等血脉不通症状有益。

【组成及用法】黄精四斤，天门冬三斤，松叶六斤，苍术四斤，枸杞子五升。上以水三硕，煮一日，取汁，如酿法成。空心任意饮之。

2. 黄精酒

【功效】壮筋骨，益精髓，变白发，治百病。

【组成及用法】用黄精、苍术各四斤，枸杞根、柏叶各五斤，天门冬三斤，煮汁一石，同曲十斤，糯米一石，如常酿酒饮。

3. 黄精酒（《太平圣惠方》）

【功效】延年补养，发白再黑，齿落更生。

【组成及用法】黄精四斤，天门冬三斤（去心），术四斤，松叶六斤，枸杞根三斤。上锉，以水三石，煮取汁一石，浸曲十斤，炊米一石，如常法酿酒。候熟，任饮之忌桃、李、雀肉。

4. 黄精酒（《遵生八笺》）

【功效】主除百病，延年，变须发，生齿牙，功妙无量。

【组成及用法】用黄精四斤，天门冬去心三斤，松针六斤，白术四斤，枸杞五斤，俱生用，纳釜中。以水三石煮之一日，去渣，以清汁浸曲，如家酝法。酒熟，取清任意食之。

5. 延龄聚宝酒（《遵生八笺》）

【功效】予年三十九岁服起，于六十四岁，须发如漆，齿落更生，精神百倍，耳目聪明，比前大不同矣。此方不轻系身命养生至宝。仍将药渣晒干研末，炼蜜为丸，如桐子大。每服五十丸，空心无灰酒下。

【组成及用法】用何首乌四两（去皮，赤白兼用），生地黄四两（鲜嫩肥者。勿犯铁器），天门冬二两（去心），槐角子四两（炒黄色。十一月十一日采），石菖蒲二两，干菊花四两（只用花，枝叶不用），五加皮二两（用真正的），苍术二两（米泔浸一宿，竹刀去皮毛。茅山的好），枸杞二两（去蒂，研碎。甘州生者），黄精二两（用鲜的），细辛二两（洗净），白术二两（极白者，油黄者不用），防风二两（去芦），人参二两（去芦），茯苓四两（鲜嫩者），熟地四两（忌铁器），麦门冬二两（去心），莲蕊四两，桑葚了四两（黑紫者），苍耳子二两（炒，扬去刺），肉苁蓉二两（黄酒浸，去鳞），沙苑白蒺藜二两（炒，去刺），天麻二两（如牛角者），甘草二两（用大者，炙，去皮），牛膝二两（去须），杜仲二两（姜汁浸一宿，炒去丝），当归二两（鲜嫩者）。上各味，照方择净，秤定分两足，务要真正药材，切为嘴片，装入生绢袋内。用无灰高黄酒一大坛，盛九斗十斗大坛方可，将药装入坛，春浸十日，夏浸七日，秋浸七日，冬浸十四日。将药酒每五更空心服三小盅，还卧片时，午间再服三盅尤炒。用酒，忌生冷、生葱、生韭、腥，无益之事少干，无益之物少吃，白萝卜常忌。致诚服者，自有功效。若服一日，歇二三日，不依前法，取效鲜矣。夜间还服二三次。

6. 五精酒（《千金翼方·辟谷》）

【功效】主万病，发白反黑，齿落更生。

【组成及用法】黄精四斤，天门冬三斤，松叶六斤，白术四斤，枸杞五斤，上五味皆生者，纳金中，以水三石煮之一日，去滓，以汁渍曲如家酝法。酒熟取清，任性饮之，一剂长年。

7. 仙酒方（《万病回春卷四》）

【组成及用法】一用小麦六十四斤，一半炒熟，入新布口袋内悬井中浸七日，取出晒干，再入生麦一半，磨面听用。一用黄精，九蒸九晒，八两，为末听用。一用怀庆熟地黄八两，生地黄八两，枸杞子八两。同为末听用。一用淡秋石八两听用。一用红铅六钱四分，为末听用。一用精壮女子乳汁十六碗，同面药末添长流水调合成块，或五月五日、六月六日用纸包裹紧密，另放在冷静空房阴干七日。造仙酒每用百花蕊一十六斤（即蜂蜜），同河水十六斤，井水十六斤，此阴阳水，一同入银锅内煎熟，好净铁锅亦可，待冷听用。亦用酒娘三斤（即新酒糟未入水者）同面二斤打烂，同入瓷缸内，用香椿枝搅二三遍，用纸封口，三四日开口，用椿枝每日搅二三遍，前后十日，酒熟，细袋滤过澄清，名为仙酒。

（五）黄精服食法

道教服食又名"服饵"，是指服用某些动植物、矿石或丹药，以达到强身健体、祛病延年，乃至"长生不死"的一种古代养生方术。道教服食方可以分为草本方、金石方和丹炼方三类。草本方的主体多为天然植物，没有毒性，可以较长时间服用，组方多以单味药为主；金石方为矿石金属类药物，质地坠重，多为温热燥烈之品，有补阳之功。丹炼方多为矿石炼制的丹药，多为治风祛痰的温阳方或安神定惊的镇静方，亦包括一些外用方。道教本就与医家有着千丝万缕的联系，因而道教色彩浓厚的医书如《千金方》等记载了不少服食黄精的方法。

其中久服成仙的说法虽不足取，但亦可佐证黄精的补益功效。

1. 服黄精法

黄精根茎不限多少，细锉，用流水掉去苦汁，九蒸九曝，食之。或阴干捣末，每日水调服，任多少。忌食梅实。一年内变老为少，久久成地仙。（《圣惠方》）

以黄精细切一石，用水二石五斗煮之，自旦至夕，候冷以手挼碎，布袋榨取汁煎之，渣干为末，同入釜中，煎至可丸，丸如鸡子大，每服一丸，日三丸。服之绝粮轻身，除百病。渴则饮水。（《本草纲目》）

治人一切虚冷，陈百病，生精神，强忘意，利耳目，轻身延年用白茯苓去皮、酒浸十五日。又方用黄精阴干、为末。每日用净水调服，任意多少，一年变老为少。（《卫生易简方·卷十》）

2. 服黄精方

采黄精，须去苗下节，去皮取一节，隔二日增一节，十日服四节，二十日服八节，空腹服之，服讫不得漱口，百日以上节食，二百日病除，二年四体调，食酒肉五辛酥油，得食粳米糜粥淡食，除此之外，一物不得入口，山居无人之地法服时，卧食勿坐食，坐服即入头，令人头痛，服讫，经一食须乃起，即无所畏。（《千金翼方》）

3. 饵黄精法

取黄精，以竹刀剔去皮，自仰卧，生服之，尽饱为度，则不头痛，若坐服则必头痛难忍，少食盐及一切碱物佳。（《千金翼方》）

4. 服食法

黄精用一石，去须毛，洗令净洁，打碎蒸，令好熟，压得汁，复煎，去上游水，得内干姜三两，桂心末一两，微火煎，看色郁郁然欲黄，使去火待冷，盛不津器中，酒和服二合，常未食前，日二服。旧皮脱，颜色变光，花色有异，鬓发更改，欲长服者和酒，内生大豆黄，绝谷食之，不饥渴，长生不老。（《世医得效方》）

5. 九转长生神鼎玉液膏（《遵生八笺》）

白术气性柔顺而补，每用二斤，秋冬采之，去粗皮，赤术即苍术也。性刚雄而发，每用十六两，同上。二药用木石白捣碎，入缸中，用千里水浸一日夜，山泉亦好。次入砂锅煎汁一次，收起，再煎一次。绢滤渣净，去渣，将汁用桑柴火缓缓炼之，熬成膏，磁罐盛贮封好，入土埋一二日出火气。用天德日服，三钱一次，白汤调下，或含化俱可。久服轻身延年，悦泽颜色，忌食桃李、雀、蛤、海味等食。更有加法，名曰"九转"；二转加人参三两，煎浓汁二次熬膏，入前膏内。名曰长生神芝膏；三转加黄精一斤，煎汁熬膏，加入前膏内。名曰三台益算膏；四转加茯苓、远志（去心），各八两熬膏，加入前膏。名曰四仙求志膏；五转加当归八两，酒洗熬膏和前膏内。名曰五老朝元膏；六转加鹿茸、麋茸各三两、研为末熬膏和前膏内。名曰六龙御天膏；七转加琥珀，红色如血者佳。饭上蒸一炊为细末，一两，和前膏内。名曰七元归真膏；八转加酸枣仁（去核净肉）八两，熬膏和前膏内。名曰八神卫护膏；九转加柏子仁（净仁）四两，研如泥，加入前膏内。名曰九龙扶寿膏。丹用九法加入，因人之病而加损故耳。又恐一并炼膏，有火候不到，药味有即出者，有不易出者，故古圣立方，必有妙道。服食黄精法 黄精细切一石，以水二石五升，一云六石，微火煮，旦至夕，熟出使冷，手揉碎，布囊榨汁煎之。滓曝燥捣末，合向釜中煎熬，可为丸如鸡子。服一丸，日三服，绝谷，除百病，身轻体健，不老。少服而令有常，不须多而中绝。渴则饮水。云此方最佳，出《五符》中。

6. 万病黄精丸方（《遵生八笺》）

用黄精十斤净，洗蒸令烂熟，白蜜三斤，天门冬三斤，去心蒸令烂熟，上三味，拌和令匀，置于石臼内捣一万杵。再分为四剂，每一剂再捣一万杵，过烂取出，丸如梧桐子大。每三十丸，温酒服下，日三，不拘时服。延年益气，治疗万病，可希仙位。

7. 二精丸（《遵生八笺》）

助气固精，保镇丹田，二精丸方。黄精（去皮）、枸杞子各二斤，上二味，于八九月间采服，先用清水洗黄精一味令净，控干细锉，与枸杞子相和，杵碎拌令匀，阴干再捣，罗为细末，炼蜜为丸，如梧桐子大，每服三五十丸，空心食前温酒下，常服助气固精，补填丹田，活血注颜，长生不老。

8. 黄精丸（《圣济总录·神仙服饵门》）

延年补益，疗万病，黄精丸方。黄精十斤（净洗蒸令烂熟），白蜜三斤，天门冬三斤（去心蒸令烂熟），上三味，拌和令匀，置于石臼内，捣一万杵，再分为四剂，每一剂再捣一万杵，过烂取出，丸如梧桐子大，每服三十丸，温酒下，日三不拘时，久服神仙矣。

9. 神仙服黄精法服黄精成地仙方（《太平圣惠方》）

黄精者，是芝草精也，一名葳蕤，一名仙人余粮，一名苟格，一名勉竹，一名免子，一名重六尺。本黄末赤，其花如小豆，其实如黍，其根似姜。昔随羊公神仙，常服此药，与天地相毕。漉饼又方，上取黄精根茎，不限多少，细锉阴干，捣罗为末，每用净水，调服任意多少，效亦如前。又方，常以二月三月，采取黄精，去须净洗，切取一硕，以水二硕煮之。从朝至暮，如水空，可取火煎止。

又方：黄精五斤（细切），糯米五斗（淘令净与黄精同炊为饭），曲末七斤半。上取曲末，候饭冷相和，入瓮中，如常造酒法，候熟，压取酒。每日常暖饮一两盏，神效。

又方：黄精汁三斗，地黄汁三斗，天门冬汁三斗。上药相和，以慢火煎之，减半，入白蜜五斤，白茯苓末二斤相和，更煎，可丸即止。丸如弹子大，五六。神仙服黄精膏。延年补益。

疗万病方。上取黄精一硕。去须。以水淘洗令净。切碎。蒸令烂熟。压取汁。于大釜中煎之。去其游水每变若。

10. 真人饵黄精方（《太平圣惠方》）

黄精细切一硕，水一硕五斗，渍之一宿，以慢火煮半日，勿令沸，绞取汁五斗，复于铜器中煎之，可余三斗许，纳容五斗，松脂成炼者三斤，热搅，可圆乃止，圆如弹子大，每服，以温酒化破一圆，服之，日三服。三十日不复肌，长生不死。

11. 神仙饵黄精方（《太平圣惠方》）

黄精十斤（净洗蒸令烂熟），白蜜三斤。上件药相和，捣一万杵，丸如梧桐子大，每服，以温酒下三十丸，日三服，久服神仙矣。

又方：精十斤（净洗蒸令烂熟），白蜜三斤，天门冬三斤（去心蒸令烂熟）。上件药相和，捣一万杵，为丸如梧桐子大，每服，以温酒下三十丸，日三服，久服神仙矣。

又方：黄精十二斤（生者取汁），生地黄五斤（取汁），白蜜五升。上件药，相和，于铜器中搅令匀，以慢火煎之，令稠，可丸即丸，如弹子大，每服，以温酒。

12. 神仙饵黄精延年法（《太平圣惠方》卷第九十四神仙方）

黄精生者。捣取汁三斗。于银铛中煎之。令可丸即丸。如鸡子黄大。每日食前。食一枚。三黄精汁三斗，地黄汁三斗，天门冬汁三斗。上件药相和，以慢火减半，入白蜜五斤，白茯苓末二斤相和，更煎，可丸即止。丸如弹子大五六。

13. 神仙服黄精膏（《太平圣惠方》）

延年补益，疗万病方。上取黄精一硕，去须，以水淘洗令净，切碎，蒸令烂熟，压取汁，于大釜中煎之，去其游水每变若。

14. 神仙紫霞杯（《遵生八笺》）

【组成】硫黄八两，雄黄五钱，乳香三钱，没药三钱，辰砂五钱，血竭二钱，沉香二钱，麝香三钱，檀香三钱，降香一两，牙香二两，茅香一两，人参、附子、川乌、川芎、当归、肉桂、破故纸、肉苁蓉、黄精、白芷、枸杞、芍药。上哎咀，入油煎。先用油一斤，浸诸药三二日。熬煎药焦黑色，滤去渣，再复油锅化溶硫黄，再倾出上面清油，却将锅底硫黄倾入盆内，洗去泥土砂石，仍将原油化硫黄。周而复始，三次。又倾出上面油，存黄，另倾出秤，每硫黄一两，用铜杓化开，入前麝香末三分，搅匀。先以小酒杯一个，用纸封口紧，中开一孔，将化开硫黄药倾入酒杯内，一荡做酒杯一个。如此倾做数个，冷定，酌酒。做法如浇响糖相似。

【方剂故事】昔宋英宗皇帝，朝暮思想，恳祷祝告上苍愿祈降子。忽一日，有一道者，身穿草衣，头绾双髻，腰悬药葫芦，携一水火篮，手执龙虎首拄杖，偶至玉阶。群臣云："这道人不知从何入朝，冲入金门。"奏道："吾乃蓬莱到此，因陛下祈子恳切，贫道闻知，奏奉蟠桃延年益寿九转紫霞杯，乞陛下允纳。"帝曰："此酒此杯，是何仙术？从何而至？"道云："此是纯阳真人曾庆蟠桃会，贺王母仙酒杯，陛下饮服。"帝曰："有何益于朕？"道者曰："但令宫妃有子。"帝闻甚喜，着光禄寺筵宴奉赏。道者曰："道人不用筵赏。"传下酒杯去，化一道青光，灼然而去。帝稽首叩谢，故得子之多。偈曰：蓬莱仙赐紫霞杯，九转灵丹药更奇。万病尽消身体健，还童返老似婴儿。

（六）黄精食疗法

1. 黄精饼方

用黄精蒸熟者，去衣须，和炒熟黄豆，去壳捣为末，加白糖卤揉为团，作饼食，甚清。（《遵生八笺》）

治脾胃虚弱，体倦无力：黄精、党参、淮山药各一两，蒸鸡食。（《湖南农村常用中草药手册》）

治肺痨咯血，赤白带：鲜黄精根头二两，冰糖一两。开水炖服。（《闽东本草》）

治肺结核，病后体虚：黄精五钱至一两。水煎服或炖猪肉食。（《湖南农村常用中草药手册》）

治小儿下肢痿软：黄精一两，冬蜜一两。开水炖服。（《闽东本草》）

治蛲虫病：黄精八钱，加冰糖一两，炖服。（《福建中医药》）

2. 仙人鸡

【配方】黄精50g，鸡750g。

【制作】将鸡宰杀干净放盅内，黄精洗净加入，加少许黄酒、葱2根、生姜1片，加盖隔水炖1小时，调味即可。

【功效】补益脾胃，滋补肝肾。用于肺虚咳嗽、体弱多病者。

3. 宫宝子鸡

【配方】黄精60g，枸杞子30g，紫河车1具，子母鸡一只。

【制作】用竹签将紫河车洗净，子母鸡宰杀干净，将洗净的药材连同紫河车放入鸡腹，置于盅内，加生姜2片、黄酒少许，加盖隔水炖2小时，调味即可。

【功效】补益健脾，滋肾益精。用于肺结核、气管炎易感者、体弱多病者。

4. 黄精烧猪蹄

【配方】黄精30g，党参10g，黄芪10g，陈皮5g，猪蹄600g。

【制作】将猪蹄刮洗干净，切块，药材洗净，置砂锅内，生姜10g，葱2根，黄酒少许，清水适量，武火烧沸，文火熟时，加入水淀粉焕至汁浓稠，调味即可。

【功效】补脾润肺。适用于脾胃虚弱、饮食不振、肺虚咳嗽、病后体虚等症。

5. 延年果子狸

【配方】黄精30g，果子狸500g。

【制作】将果子狸肉切块于沸水中煮去血水，洗净后置盅内，加黄精、生姜2片，葱2根，黄酒少许，清水适量加盖隔水炖熟，调味即可。

【功效】润肺强身，延年益寿。

6. 益寿排骨汤

【配方】黄精20g，猪排骨250g。

【制作】排骨、黄精洗净置盅内，加生姜1片、葱1根、黄酒少许、清水适量，加盖隔水炖熟，调味即可。

【功效】保健强身，延年益寿。用于心血管疾病、糖尿病者的保健药膳。

7. 保健豆腐

【配方】豆腐3块，黄精20g，冬笋100g，香菇30g。

【制作】黄精煎汤，豆腐切三角下油锅炸至金黄色捞起。炒锅加少许油，加葱姜略炒，倒入药汤、黄酒、豆腐块及熟笋片、香菇，添少许清水，加白糖 10g，烧 10 分钟，加水淀粉再烧 2 分钟，调味，至汤汁稠浓即可。

【功效】保健强身，延年益寿。用于心血管疾病、糖尿病者的保健药膳。

8. 黄精酒

【配方】黄精 30g，白酒 500g。

【制作】黄精用凉开水洗净，放入酒罐，将白酒微热倒入，浸泡 1 个月。

【功效】益脾祛湿，乌发，润血燥。用于发枯变白、心烦急躁而少眠等症。

9. 黄精首乌酒

【配方】黄精 50g，首乌 30g，枸杞子 30g，米酒 1000g。

【制作】将三味药用凉开水洗净，浸泡于酒中，封盖 1 个月即成。

【功效】滋补肝肾，增强正气。用于神经衰弱、头发枯白等。

10. 黄精炖瘦肉

【配方】黄精 30g，瘦猪肉 50g。

【制作】加水炖熟，适量加盐，饮汤食肉吃黄精。

【功效】可治疗病后体虚，四肢软弱无力。

11. 黄精玉竹猪胰汤

【配方】黄精 24g，玉竹 30g，猪胰 1 具。

【制作】将猪胰刮去油膜，洗净，黄精、玉竹洗净，放入瓦锅内，加清水适量，武火煮沸后文火煮一小时，调味即可。

【功效】滋养胃阴润肺止渴。

12. 黄精炖白鸽

【配方】黄精 50g，枸杞子 50g，白鸽 1 只，细盐、料酒、味精各适量。

【制作】将白鸽去毛、内脏，洗净，与枸杞子、黄精共置沙锅中，旺火煮开，撇去浮沫，改文火煨 60 分钟，加料酒、精盐、味精，再煮片刻，起锅，趁热吃鸽肉，喝汤。

【功效】该方能补肝肾，益精。适用于性冷淡等肝肾不足症状者。

13. 黄精蒸鸡

【配方】黄精、党参、怀山药各 30g，仔母鸡 1 只（约 1 公斤）。

【制作】先将鸡肉切成 1 寸见方小块，入沸水中烫 3 分钟捞出，装入汽锅内，加葱、姜、花椒、食盐等调料，再将以上三药放入，加盖蒸烂即食。

【功效】对缓解冬季体倦乏力、腰膝酸软、怕冷等有效。

14. 黄精煮黑豆

【配方】黑豆 30g，黄精 30g。

【制作】把洗净的黄精、黑豆各 30g 煮熟，黄精与黑豆同食，每日两次。

【功效】黄精有降血压作用，并可使甘油三酯、β 脂蛋白、血胆固醇均明显降低。适用于"三高"症的患者。

15. 黄精当归鸡蛋汤

【配方】黄精 20g，当归 12g，鸡蛋 2 个。

【制作】水煎，再用两个煮熟鸡蛋去壳，放入药汤再煮，饮汤吃蛋。

【功效】对血虚、面色萎黄无光泽者有较好作用。

16. 黄精莲子薏米粥

【配方】黄精 25g，莲子 30g，薏米 50g。

【制作】先将黄精煮汁去渣，再入莲子薏米同煮成粥，调味服食。

【功效】能补中益气、清心健脾，对脾胃虚弱、神疲气短、咳嗽气促有效。

17. 黄精粳米粥

【配方】黄精30g，粳米100g。

【制作】先将黄精煎水取汁，再入粳米煮至粥熟，加适量冰糖服食。

【功效】适用于阴虚肺燥、咳嗽咽干、脾胃虚弱。

18. 党参黄精猪肚汤

【配方】党参、黄精各30g，山药60g，橘皮15g，糯米150g，猪胃1具。

【制作】猪胃洗净；党参、黄精煎水取汁，橘皮切细粒，加盐、姜、花椒少许，一并与糯米拌匀，纳入猪胃，扎紧两端，置碗中蒸熟服食。

【功效】适用于脾胃虚弱、少食便溏、消瘦乏力。

19. 黄精党山蒸雏鸡

【配方】雏鸡1只，黄精、党参、淮山药各20g。

【制作】雏鸡1只，去毛净膛，将黄精、党参、怀山药填入鸡腹，上屉蒸熟，加少许盐调味食鸡。

【功效】适用于脾胃虚弱、体倦无力。

第二节　黄精医案

医案一：
谢蕉石先生间日不寐治效　附戴六兄治效
谢蕉石先生江西人，原任开归道现扬州安定书院掌教，其人胆怯多疑。适虞运司有七情郁结之病而爱吃热药，扬医郑姓尽以桂附投之，镇江府学司训陈君更加石琉黄丸，以致脏腑烧烂，大便下血如烂鱼肠，犹不肯稍服养阴而死。蕉石先生素所交好，因此伤怀，转生疑惧，忽然间日不寐，不寐之日，夜固难过，而昼亦各病丛生，如头晕头痛，腰疼腿疼，心跳肉响，腹胀痛等症，或来或去，变幻无穷，惟得寐之日较为安静。扬医无能治之者，先生更加惶惧，延一张医字学林留住斋中，日夜医治，毫无效验，而病象更多，精神日减，隔江延予。即予初亦不解，不过育心宁心等药，亦无甚效。三日后予细想病情，审视脉象，不觉恍然大悟，盖其脉象三日以来大小疏数不能一致，有似邪脉，而察其神情并无外来邪祟，必三尸为之也。……少间谓之曰：大人不寐之症尚可缓治，而此大汗倒甚可畏，急须挽救，不然恐汗脱也。伊本心虚胆怯，闻此急求治汗。予曰：大人果然顾命，从此饮食不可过热，而胃中积热已多，必须重用芦根带凉带通，汗可渐少；但芦根必须常服，而其性颇凉，恐服之又生泄泻，必须更得一药可制芦根，不至泄泻。如二术健脾可制泄泻，而未免过燥，与芦根不合。再四思维，止有黄精一味，脾肾双补，可与芦根合用，不改其清凉之性，而又可不至泄泻也。蕉石即要本草来看，予即将本草赞黄精功用处指点与看，而内有杀三尸虫一语，伊本不留心，而予不等看完即令拿去。伊怕出汗，即令速买二味，芦根二两，黄精三钱，当晚与服，是晚吃饭亦即无汗，是日本当寐之期，夜固安静，明日当不寐之期仍服二味，汗既不出，夜得安眠，从此煎方，以二味为引，夜夜安眠，诸病皆无。予屡告归，伊家款留不放，直至一月后始得旋里。四少君问予前丸方何以无黄精，予告之曰：此用药之道也。此等怪症实不经见，予精思而得之，所用丸药十数味，多方以治之，以为当可有效，尚留一二，以为后图，设使竟用完了，后被张医说破，岂不束手无策耶！此道光十六年事也。

越十五年，咸丰元年，又有戴六兄之症。戴六兄字槐卿，素亦心虚胆怯，偶住场下空房独宿，颇生疑惧，忽觉背心微寒，渐觉周身怯寒，因而睡去，似入黑暗地狱中，绳捆索绑，难过异常，欲喊不能出声，欲动如石压住，恶境多端，不能细述，夫来必待有人来带推带喊，得以醒来，如出苦海。次日另移卧地，而恶梦依然，从此神情恍惚，饮食不甘，睡则恶梦难受，或炎热时盖薄被犹嫌凉，或夜回凉不盖被犹嫌热，或夜间大笑，或白日大笑，不笑时间之，彼并不知。由场下回扬，觅一汪医诊视，与以归脾汤宜乎合式，乃二三剂后，觉心忽然落下，自觉有声，从此五日不寐，全非归脾汤之故。只得过江觅医，先就蒋医某诊，蒋以为阳虚用桂附等药，正值长夏炎热非常，伊不敢服，转就予诊。予诊其脉，大小疏数不一，知是三尸虫，因疑惧而作祟，与蕉石先生同。因告之曰：此症非寒非热，奇幻百出，医家鲜能知之者，兄既遇我，可保必愈，但必不看药方，如看药方，予断不治。伊素知予，深信不疑，所有药方，命伊子来取，予见面即于补胆养心药中加以黄精，嘱临卧服，即得安眠，不做恶梦。然其所现之症，大有祟气，恐其所住空房本有阴邪之气，以致三尸借此作威。又另合丸，方用黄精为君，佐以犀角、羚角、龙齿、鹿霜、虎骨、龟板、雷丸、朱砂、琥珀诸多宝贵灵通之品，壮心胆而通灵明，制服三尸。又加箭羽、桃奴，兼制邪魅之气。又嘱用上等朱砂大块包藏顶发内，二十日来，不独恶梦永绝，而诸恙全无，不似当年蕉石大人之难治。此等症候，古书所无固由，予看出睡梦颠倒皆三尸为之之理，亦由书称药有不与病人知者真不我欺也。《内经》论梦甚详，亦各有因，如阴甚则梦大水，阳甚则梦大火，上盛则梦飞，下盛则梦堕，甚饥则梦取，甚饱则梦与，皆有至理。夫人寐则心如死矣，神尽藏矣，梦又谁为之主？非三尸神为之而谁为之哉！虽岐黄未言及此，而予因神明所通，所治二症现有明效大验，殆亦开千古不传之秘也欤。（《仿寓意草》）

医案二：

傅山，字青主，一字公之他，太原人。母梦老比丘而生，生复不啼。一瞽僧至门云："既来，何必不啼？"乃啼。六岁食黄精，不乐谷食，强之，乃复食。读十三经、诸子史，如宿通者。崇祯十年，袁临候继咸，督学山西，为巡按御史张孙振诬劾被逮。山橐左右，伏阙上书，白其冤。谕德马君常世奇，作山右二义士传（谓山与汾阳薛宗周），比之裴瑜、魏劭。乱后，梦天帝赐黄冠衲衣，遂为道士装。医术入神，有司以医见则见，不然不见也。康熙戊午，征聘至京师，以老病辞。己未，与范阳杜樾，俱授内阁中书舍人归里。山工八分隶及金石篆刻，画入逸品。子眉，字寿髦，亦工画，作古赋数十篇。常鬻药四方，儿子共车，暮抵逆旅，辄篝灯课读经史骚赋选诸书，诘旦成诵，乃行；否即与杖。（《傅青主男科重编考释》）

医案三：

炒松黄鳝参条炒香焦术梨汁白荷花露南枣大麦仁丸方。黄鳝六两，淡菜六两，五味一两，党参二两，莲肉二两，山药二两，麦冬二两，玉竹二两，米仁二两，梨膏四两为末，黄精二两，南枣二两，去皮核，同梨膏捣丸。服药后，血止而口中之热亦去，亦稍见效矣。而食不加增，脓亦未除。询其所得之证，则自齿中出血之日始，则非一日矣。使投六七剂，而即扫除痼疾，恐扁仓亦谢不敏也。今姑用王良诡遇之法以试之何

如。(《三家医案合刻》)

医案四：

徐（二九）奔走五日，即是劳力动伤阳气，血从右起。夜有冷汗，乃阳络空隙而泄越矣。凡治吐血之初，多投凉血降气，以冀其止。孰知阳愈渗泄，益增病剧屡矣。黄精、黄芪、炙草、苡仁、茯神。(《临证指南医案》)

医案五：

马（六七）上秋下血，今年涌血，饮橘饼汤甘辛，心中如针刺。营枯液耗，不受辛药，但以甘药柔剂，与心脾有益。人参、黄精、茯神、柏子仁、炙草、南枣。（《临证指南医案·卷二》)

医案六：

沈（二三）晨起未食，喘急多痰，此竟夜不食，胃中虚馁，阳气交升，中无弹压，下焦阴伤，已延及胃，难以骤期霍然（胃虚）。黄精、三角胡麻、炙草、茯苓。（《临证指南医案·卷四》)

医案七：

贾宅小娘风痒，黄精丸四十粒，与：白术七分，枳实（炒）、黄芩四钱上分八帖下之，食前。遍身风痒瘾疹，凌霄花细末，酒下一钱，立止。(《医学纲目》)

医案八：

何小官生疮，小便黄，用通圣散一钱半煎，下黄精丸。(《医学纲目·心小肠部》)

医案九：

杨三哥女生疮，午后发热，日间恶寒，形削食少。白术二钱，连翘一钱，煎下黄精丸三十粒。(《医宗金鉴》)

医案十：

十六岁，勤于功课，彻夜不寐，虚烦口干，腰痛。用熟地、天冬、芡实、茯神、青盐、杜仲、黄精、龟甲、猪脊髓，捣为丸，尽剂而愈。(《诚求集》)

医案十一：

何（三十二岁），酒客大便不旺，奔走劳动失血，乃酒色之伤。止血理嗽，药味无非清降滋润，声音日哑，肺痿气馁，为难治之症。人参、茯苓、米仁、炙草、白及、黄精，此方脾肺并补，以肺痿气馁，顺崇土生金，母子兼顾。四君中以米仁换白术，加白及、黄精，以培补中宫，此旺中央以益四维之法。(《徐批叶天士晚年方案真本》)

医案十二：

一僧患便血，久而不愈，有道友馈数斤，食尽而痊，亦补脾益肾之功也。(《友渔斋医话》)

医案十三：

孟仲法医案两则

案一，韩××，男孩，3岁，1992年9月17日初诊。

主诉反复咳嗽、多痰、有时发热、食欲不良、消瘦多汗、眠差、兴奋多动、脾气急躁。检查咽部充血（＋＋）、扁桃不大，舌质淡而苔黄腻，颈部淋巴结豆大而多。指纹淡紫，体温38℃，两肺有痰音及干性啰音。腹软，肝脾未触及，腹壁皮下脂厚度为0.8cm。血象：白细胞12000，红细胞350万，分类：中性42%、淋巴53%、嗜酸3%、单核2%、血红蛋白10.5%，体重11kg。符合"小儿感染后脾虚综合征"表现。脾肺两虚，表卫失固，外邪易乘，痰热恋肺。先给清热理肺，健脾扶正。紫菀9g，蒸百部9g，白花蛇舌草15g，地锦草

15g，黄芪 15g，太子参 10g，黄芩 6g，白术 6g，北沙参 9g，茯苓 10g，谷麦芽各 12g，酸枣仁 7g，甘草 6g。7 剂。并给山药 15g，枸杞子 10g，与乳鸽一只炖熟加调味作菜肴食用隔日 1 次，共服 3 次。二诊时热已无，咳少，食欲稍增。上方去黄芪、蛇舌草、百部，加仙灵脾 6g、黄精 10g、五味子 6g，7剂。继给食疗同前。三诊时咳愈无痰，食欲良好，主动吃食，眠佳、安静。体征面色转红润，咽微红，舌淡红薄白，指红淡红，颈淋绿豆大小而少，心肺正常，皮下脂肪增至 1.2cm，体重增至 11.5kg。继给健脾补肾益肺方剂调理。

太子参 10g，炙黄芪 15g，仙灵脾 6g，山茱萸肉 4.5g，黄精 6g，灵芝 10g，五味子 4.5g，山药 10g，麦冬 6g，白术 6g，甘草 6g，大枣 6 枚。共给 12 帖，2 周服完，服 6 帖后可休药 1～2 天。

四诊时病儿已完全正常，治疗期间未发热咳嗽，纳食良好，睡眠正常，已无感染体征。血象复查正常。嘱饮食注意，少吃甜食冷饮及煎烤食物，注意多给蛋白质丰富及蔬菜豆类食品，食宜已经常食用。每隔 1～2 月可来复诊观察。病儿后来来诊数次都甚正常。

附注："小儿感染后脾虚综合征"主要特点为小儿反复罹患各种感染性疾病后，易于产生一组与中医"脾虚证"类似的"症候群"，光用抗感的方法治疗，易于反复发生，效果不理想，且常成为迁延难治影响小儿营养及生长发育的疾病。改用中医健脾扶正为主，辅以清热解毒之剂，同时注意食治，调整患儿营养，常能获得明显疗效，可获治愈。

案二，吴××，男，11 岁，1995 年 1 月 21 日初诊。

自 6 岁时罹扁桃体炎后反复发作，每年达 5～10 次之多。

每次发作有高热、咽痛，经用青霉素等治疗达一周左右始热退好转。持续存在食欲不良，多汗乏力，消瘦，精神差，学习成绩不佳。来诊时扁炎又发，体温38℃。咽部疼痛，全身乏力，食欲不良，检查咽红（＋＋），扁桃体红肿Ⅲ度，上有白色脓点，舌红苔黄腻，颈二侧淋巴结枣大，有压痛。心肺正常，腹软不胀。肝脾未触及。皮下脂肪厚度1.2cm，脉数，面色少华有花斑。血象白细胞11000，红细胞375万，中性72％，淋巴28％。免疫试验：IgA、IgM偏低，淋巴细胞转化率及玫瑰花环形成试验皆偏低。头发微量元素测定锌、铁、铜皆低于常值。当时诊为急性扁桃体炎，风热乳蛾，脾气失旺，气血不足。先给清热解毒，益气健脾养血。

山豆根6g，生大黄4.5g，水仙草、地锦草、蒲公英各15g，黄芩6g，银花10g，生黄芪15g，生地15g，赤芍9g，白术9g，生甘草6g。7剂。另给黄芪15g，山药15g，枸杞子10g，3剂，可用乌骨鸡半只或鸽子一只煮汤加调味食用。汤肉皆吃，隔日一料。二诊热退，咽不痛，扁桃体红肿退减至Ⅱ度，上脓点消失。颈淋缩至扁豆大小，压痛不着。舌红减苔薄黄，纳食稍增。仍给上方及食治一周。三诊时扁桃体微红缩小至Ⅰ度，舌淡有薄苔，颈淋巴结仅黄豆大小，病儿精神振足，食欲良好，面色转红润。改给健脾补肾增免抗感方为主调理。

太子参15g，生黄芪20g，仙灵脾6g，五味子6g，玄参9g，生地、熟地各15g，赤芍、白芍各9g，当归9g，地锦草15g，灵芝10g，鱼腥草20g，甘草6g，大枣9枚，12帖。食疗可经常服食。

四诊时病儿一切都正常复查血常规正常范围内，体重增加，食欲转佳，读书用心，功课成绩优良。继属注意饮食宜忌少吃甜食冷饮及煎烤食物，并嘱每年冬季服用专拟膏方。已连服3年，未再发病。膏方如下。

太子参200g，党参200g，炙黄芪250g，水仙草150g，地锦草150g，鱼腥草200g，白术120g，川厚朴100g，苍术120g，当归9g，赤芍、白芍各90g，黄芩90g，黄精150g，灵芝150g，茯苓150g，五味子75g，仙灵脾60g，淮山药200g，姜半夏50g，白扁豆150g，鸡内金60g，阿胶200g，红枣200g，饴糖250g。上药熬成膏滋药，每次服1匙，日2次。

医案十四：

章次公医案一则

胃痛

史×，女，舌苔半光剥，溃疡病多作此状；古人属之阴虚，香燥药不能用。叶天士治此种胃痛嘈杂，创养胃阴之法，可见胃病不尽是吴萸姜桂证也。白芍三钱，麦冬三钱，山药四钱，黄精四钱，煅瓦楞六钱（打先煎），北秫米三钱，知母三钱，云苓三钱，川楝子三钱。按：舌苔半光剥，是胃阴伤之征，溃疡病恒见此象。多为气郁化火，灼伤胃阴，故不可再用香燥理气，叶天士主张"忌刚用柔"。处方师魏玉璜一贯煎，用麦冬、山药、黄精、秫米养胃阴；知母、川楝子泄肝胃之热；瓦楞子制酸护膜；茯苓甘平淡渗，健脾之外，协山药、麦冬、黄精，使之灵动，知补者能知泻，方尽立方之妙。

医案十五：

余无言医案一则

善饥（急性善饥证）

青年学生，体质中等，忽患善饥之证。一日六餐，每餐均属多量，通常饭碗，约有十八碗之多。询之他无所苦，惟饱食二三小时，即觉饥肠辘辘，不能忍也，而大便仍然如常，举家骇极。余询知，曾踢足球，而跌仆一次，然不能肯定为病原。姑以十全大补汤，去肉桂、加黄精试之，二剂而减，四剂而安。

在抗战之前二年，沪南陆家浜有戴君如者，其长子求学于民立中学。每日晨八时到校，中午归来午餐。一日，十时余，即快步回家，向其母索食。曰：不知何故，腹中饥饿异常，任何食物，其速与我。其母诧曰：汝今晨曾食粥三碗，大饼油条各一，何以两小时后，即饥饿若此耶？戴生曰：我亦不自知。今趁第二课后，休息之时来家，快上第三课矣，其速与我。其母以昨日剩余之饭，用大碗盛之，加以开水，即与之食。此一大碗，约有寻常之两碗。食毕匆促而去，盖学校距家颇近也。至中午归来，仍呼饿极。适其父亦归，闻状亦大惊异。立命取来饭菜，一家同桌而餐。戴君目睹其子之食饭，迥异常时。饭送入口，亦若不甚咀嚼，唇舌略动，即下咽矣。计其平常饭碗，连食满满四碗。食毕已将近一时，又匆匆上学而去。讵至三时三十分，忽又返家，索食如前。中午饭多余剩，又急与之。立食三碗，掷箸起去。及至五时返家，仍然索食。食至两碗，其母因止之曰：儿今一日间食量非常，姑自行克制之。稍待至六时，又晚餐矣，届时再食可也，其子乃勉从之。即至六时晚餐，又食饭两碗，啜粥三碗。

戴君固为惊异，经再四思之，他无病状，此或偶然之事。即至次日，仍然饥饿如初，与昨日之情形，丝毫无异。

至下午五时，挈其子来就余诊，告余以昨今两日之事实。诊其脉无异象，不过微大微数，不足以为病脉耳。询其昨晨到校，曾与同学赛踢足球片时，因抢球曾被推踢一跤，但毫无损伤。视此情形，亦不足为暴食如此之多之诱因。征之中西书中，虽有善饥症之状，不过时时觉饥，量稍增多耳，亦不如此之特甚。若以全日计，约有十八九碗之多也。询其两日来大便如何，则又不见增多，亦如寻常。其食之渣滓，从何道而去耶？余沉思至再，不能得其病情，且亦从未见过，戴君则促余设法。余思暴食至如此之多，其有需要，必有所不足。不足即是虚，虚即当补。补之之方，气血兼顾，则十全大补汤尚矣。然内有肉桂之温，在大病后之需温补者，必须用之。

今戴生非病后之可比，决为去之，另加黄精以实之。盖本草载黄精一品，有久服不饥之效，此真所谓"医者意也"。余今以意为之，亦自觉可笑。遂以意立方如次以与之，令服两帖，以瞻其效否。讵意服药一帖后，即觉小效。续服二帖，即觉大效。连服三帖，其饥饿之感，则戛然而止矣。后戴君偕子来谢，笑谓余曰："虽云我之爱儿，若朝朝吃饭如此之多，则吾月薪所得，只供伊一人吃饭矣。"相与大笑。

十全大补汤去肉桂加黄精方：西党参四钱，焦白术四钱，云茯苓四钱，炙甘草三钱，大熟地四钱，川芎三钱，全当归四钱，炒白芍三钱，炙黄芪四钱，蒸黄精五钱，红枣十枚，生姜二钱。

医案十六：

周仲瑛医案一则——肝肾亏虚，风痰阻络。

张某，男，73岁。

初诊：1991年6月15日。主诉：右手震颤2年余，伴反应迟钝半年。患者来诊时右手不停震掉，如搓丸数票。平时不能持筷拿物，经常打碎碗碟，行走不稳，起步维艰，两年来逐渐加重。精神不振，反应迟钝，近事过目即忘。腰酸足麻，小便淋沥，夜尿增多，面色黯红而枯槁。舌质黯红，苔薄黄，脉细滑。脑 CT 提示"脑萎缩、腔隙性脑梗死"；脑血流图示"两侧供血不平衡，左侧血流速度下降，脑血管外周阻力增大"。患高血压病、高脂血症、糖尿病、腰椎病多年。

［辨证］此乃高年体虚，多病交织，肝肾亏虚为本，风痰阻络为标。

［治法］当熄风潜阳，化痰祛瘀为主，兼顾培补肝脾肾。

［方药］炙鳖甲 15g（先煎），生石决明 30g（先煎），牡蛎 25g（先煎），炮山甲 10g（先煎），炙水蛭 5g，赤白芍各 12g，炙僵蚕 10g，广地龙 10g，炙首乌 12g，大生地 12g，炙黄精 12g，川石斛 10g，怀牛膝 12g。

服药 7 剂，述精神较前振作，腰膝酸软略好转，遂续用原方连服 2 月。

9 月 1 日诊：右手震颤较往昔减轻，但仍难控制，病情不再进展，且有好转的趋势。原方去炮山甲，加枸杞子 10g，加重培本之效。

10 月 27 日诊：服药 4 月来，精神良好，反应灵敏，舌色改善，面容稍丰泽，右手震颤明显减轻，有时可不抖，生活亦自理，只有下肢仍有时麻木，两便正常。苔薄舌淡红，脉细滑。原法有效，因风象大减，转以培补肝肾为主，方用：大生地 15g，炙首乌 15g，炙黄精 10g，枸杞子 10g，赤白芍各 12g，潼刺蒺藜各 10g，黄芪 15g，炙鳖甲 15g（先煎），生石决明 30g（先煎），制南星 10g，水蛭 5g，川芎 10g，丹参 12g。又服 2 月，右手震颤基本消失，只有激动和紧张时仍抖。遂以本方稍事加减，予以巩固。连续服药近 5 年，震颤已完全不发，其他自觉症状也均消失，血压平稳，糖尿病等兼病也得到控

制。（姜蓥. 周仲瑛治疗震颤麻痹的经验. 中医杂志，1996，37（11）：663）

第三节　黄精炮制

（一）黄精炮制相关文献记载

黄精最早的炮制方法见于南朝刘宋的《雷公炮炙论》，雷公曰："凡采得，以溪水洗净后蒸，从巳至子，刀切薄片曝干用。"该方法即为单蒸法。

唐朝的孙思邈在其《千金翼方》中有黄精造干法，即："九月末掘取根，拣肥大者去目熟蒸，微暴干又蒸，暴干，食之如蜜，可停。"此方法称之为重蒸法，该法为以后产生的九蒸九曝法打下了基础。该书还记载了黄精的采摘与种植法，如："采药时节第一，论曰：夫药采取不知时节，不以阴干曝干，虽有药名，终无药实，故不依时采取，与朽木不殊，虚费人功，卒无裨益，其法虽具大经，学者寻览造次难得，是以甄别即日可知耳……黄精，二月采阴。"（《千金翼方卷第一》）发展到今天，在继承传统经验的基础上，人们对黄精的炮制方法进行了改进和完善，主要的炮制方法仍然以蒸制为主，包括清蒸和加辅料蒸。

孟诜的《食疗本草》在继承和总结前人之法的基础上，首推九蒸九曝法来炮制黄精，如："饵黄精……其法：可取瓮子，去底，釜上安置，令得所盛黄精，令满，密盖，蒸之，令汽溜，即曝之第一遍，蒸之亦如此，九蒸九曝。蒸之，若生则刺人咽喉，曝使干，不尔朽坏。"该方法将黄精的炮制方式作了更进一步的完善。

宋代是中药炮制发展的一个昌盛时期，对黄精的炮制除沿用唐代的炮制方法外，还有以黄精采收和加工细切或"细锉阴干捣末"的用法，并增加了用黄精汁加酒或者与蔓荆子九蒸九曝的新炮制方法，如宋代的《太平圣惠方》独创了与酒共制之先例，曰："取生黄精三斤，洗净，于木臼中捣绞取汁，旋更入酒三升，于银锅中以慢火熬成煎。"此法的推出，无疑给黄精的炮制增添了新的方法。

元代和明代对黄精的炮制方法主要是承袭唐、宋之法。如明代陈嘉谟的《本草蒙筌》曰"洗净，九蒸九曝代粮，可过凶年。入药疗病，生者亦宜"；李时珍的《本草纲目》中黄精的炮制方法则是沿承了雷氏之法；而李中立的《本草原始》则采用了孟氏之法等。到了公元1594年，龚廷贤在《鲁府禁方》中打破了沉寂几百年的历史，创新了与黑豆共制和酒蒸之法，如："黄精四两，黑豆二升，同煮熟去豆，忌铁器。"在其编著的另一著作《寿世保元》中曰："黄精，酒蒸。"往后的众多医书，其中包括缪希雍的《炮炙大法》等均无多少创新，只是沿袭前法而已。

清代黄精的炮制方法主要以继承为主。如汪昂的《本草备要》，以及与《雷公炮炙论》《炮制大法》齐名的张仲岩力作《修事指南炮制专著》一书，都是承接前法，如其在黄精条下曰"雷曰：凡使黄精，须溪水洗净蒸之，从巳至午，薄切片，曝干用。颂曰：羊公服黄精法，二三月采根水煮，可去苦味，取汁煎膏，以炒黑黄豆末相和作饼，亦可焙干筛末水服。诜曰：饵黄精法，取瓮去底；入黄精密盖蒸暴；九蒸九暴，生则刺人咽喉，渐渐服之……根叶花实皆可食"；吴仪洛的《本草从新》则对蒸制的时间长短着重介绍，如"每蒸一次，必半日方透"等。至清代为止，黄精的炮制方法达二十余种。除此之外，近代炮制方法还有黑豆制、熟地制、蜂蜜制、姜制等。

（二）黄精的现代炮制

目前，对于黄精的炮制方法，在中国药典（2005版）收载的有：黄精，除去杂质，洗净，略润，切厚片，干燥；酒蒸（或酒炖），取净黄精，加酒拌匀，置适宜的容器内，加热蒸透或至规定的程度时，取出，干燥。而《中药炮制大全》上收载黄精的炮制方法为：熟黄精，取原药材，洗净，蒸4~6h，闷一夜，取出，切厚片或段，将蒸液拌匀，反复蒸晒2~3次，蒸制内外黑色滋润、味甜无麻味为度。晾干或烘干即得；酒黄精，取原药材，洗净，晒干，用黄酒拌匀，置炖药罐内，密闭，隔水加热，至酒吸尽。或置适当容器内，蒸至色黑，内滋润为度。取出，晒至外表稍干时，切厚片，干燥即得。每100kg黄精用黄酒20kg或白酒10kg。

另外，还有些改进的炮制工艺报道。如有文献报道，按照传统制法，一般需要12h以上的连续蒸制才能使黄精达到内外滋润黑色、色黑味甜的炮制要求，认为此法弊多利少，费工费时，成品外观性状也不美观，因此提出改进的方法，即取黄精原药材，除去杂质，洗净，切厚片，加水拌匀，使之浸润至透心，用武火蒸2h后再淋水1次，使所有黄精都淋到水后，再蒸2h后熄火，闷润1夜，取出烘箱内80e烘干即得成品。该法制得的黄精成品，从里到外均乌黑发亮，质地柔软，味道微甘，外观性状完美。或者采用高温湿热蒸汽法，即取净黄精，加水拌匀后装入高压蒸汽消毒柜，在120℃、0.2MPa条件下，蒸制一段时间后，取出切片，80℃干燥即得。上述炮制方法主要的改进目的是在节省时间的前提下，使黄精的成品性状达到炮制要求。而采用改良重蒸法，即在蒸制的过程中，通过喷淋冷水再继续加热，烘箱烘干后，重复上述步骤数次后，也可达到乌黑发亮、质地柔软、嚼之有黏性、味甘的炮制要求。

除此以外，还有一些文献报道的炮制方法，如以蒸熟地的汁液与黄精共同煮至药汁被吸尽；或者将黄精与黑豆共煮，煮一段时间后再清蒸一段时间；或者先将黄精与炼蜜闷润，再蒸至透心；还有以黑豆、蜂蜜、生姜共煮的方法；或者以乌糖和黄酒熬煮的方法。上述炮制方法中，如蒸切、黑豆制等，均是沿了前人的方法，是对传统炮制工艺的延续，而以熟地汁制，以及采用黑豆、炼蜜、生姜共煮等方法则是前人所没有记载的，是对传统工艺的发展，或者是在某些地区的习惯用法。研究认为，由于黄精中含有大量的黏液质和糖分，干燥后十分坚实，因此除了一般的洁净处理外，要防止用水浸泡，以防成分流失。药材的软化以闷润为宜。而不管采用何种辅料炮制，都必须使辅料全部被吸尽，内无干心，以便最大限度地发挥药材的治疗作用。

（三）炮制作用机制的现代研究

有文献报道，生黄精具有麻味，生品服用时，口舌麻木，刺激咽喉。接触过生黄精或其汁液的皮肤会产生瘙痒的感觉，久闻其生味，有刺目之感。经过炮制后，消除其刺激性及副作用，利于服用，并认为黄精经炮制后之所以会消除刺激性的毒副作用，是因为黄精中的黏液质被破坏并去掉，并使药物滋而不腻。同样有研究认为，黄精经酒制后含糖量增高，但大量黏液质被破坏。认为黏液具有刺激咽喉黏膜的副作用，蒸制后，由于黏液质大量被破坏，麻喉的刺激性消除，结论指出这与传统观点相符，因此目前临床应用的多为蒸制品和酒蒸制品。但有学者按照地方炮制规范，对黄精进行酒蒸制，并对黄精炮制前后粗多糖的提取收率以及粗多糖中总糖的含量进行了比较分析。结果发现，黄精粗多糖与酒制黄精粗多糖的提取收率和粗多糖中总糖的含量均具有显著性差异，认为黄精在炮制过程中，由于药材喷淋黄酒后尚须置水锅中隔水炖 48h 至黄酒吸尽，而可能使黄精中的水溶性多糖随水蒸气溶解而流失，从而导致炮制黄精粗多糖的提取收率显著下降。而黄精中的黏液质正是属于水溶性多糖，黄精炮制后黏液质被大量除去，尽管导致了药材中总多糖含量的下降，炮制黄精粗多糖的提取收率也显著下降，但同时也达到了消除刺激咽喉副作用的目的。研究还发现，生黄精中总多糖的含量为 11.174%，制黄精中总多糖含量为 3.177%，同样认为黄精多糖减少的原因可能与其在炮制过程中黏液质被大量去除有关。

药理实验表明，黄精具有降低肾上腺素分泌过量引起的血糖过高、降血压及防止动脉粥样硬化的作用，还具增强人体免疫力、抗疲劳和抗衰老等作用。认为它的主要活性成分为黄精多糖及皂苷等水溶性成分，其中黄精多糖具有免疫调节、抗衰老、抗病毒、降血糖及降血脂的作用。有报道认为，黄精炮制（酒制）的目的，是要借助于黄酒的提升作用而增强其补中益气的功能。研究表明，黄精炮制前后黄精多糖都有延长小鼠游泳时间，延长阳虚小鼠高温下游泳时间和延长小白鼠常压耐缺氧存活时间的作用，说明其具有抗应激作用；增加前列腺－贮精囊重量，说明其具有壮阳雄激素样作用；增加脾脏和胸腺重量，提高血清中免疫球蛋白水平，提高血液中白细胞和血红蛋白的水平，说明其具有提高免疫功能和抗贫血的作用，但炮制前后黄精多糖的各种作用的强度似乎无明显差别，这似乎难以解释炮制后能够增强药物补中益气的作用。还有人对生黄精、润蒸闷法和高温湿热蒸气法炮制的黄精品种中的多糖含量进行了测定，结果表明，生品黄精中多糖含量较高，不同条件下加工炮制后，各样品含量均有降低，认为是由于多糖大量水解成低聚糖、单糖，而这有利于有效成分的煎出及药效的充分发挥，从而能够提高黄精的临床疗效。有报道测定了黄精炮制前后水浸出物、醇浸出物、糖类及氨基酸等组分的变化，结果发现，黄精经炮制后，不仅刺激性消失，水浸出物增加29.103%（冷浸法）和24.162%（热浸法），醇（45%）浸出物增加32.154%，总糖含量减少12.184%，还原糖含量则增加82.100%，游离氨基酸组分由4个增加到10个，并显示制黄精的多糖发生水解，主要生成葡萄糖和果糖等成分，其中果糖量约占50%。同样提示了由于黄精多糖的大量水解，使具有免疫作用的还原糖含量大大增加，而使药物的补益作用得以加强。

尽管目前黄精炮制的工艺多而复杂，但黄精的炮制方法无外乎以蒸制或煮制为主，通过加辅料或不加辅料炮制。炮制均要求药材呈内外乌黑发亮，味道甘甜的成品性状。对于黄精的炮制，虽然有部分改进的工艺和地方传统习惯用法，但仍然以中国药典（2005版）收载的炮制方法为主流炮制工艺，但该工艺缺少定量的技术参数，在实际操作中较难把握，因此有待于进一步规范。目前关于黄精的刺激性作用，普遍认为其中的黏液质是主要成分，但所有的文献报道中并没有实验数据来证明黏液质的刺激性作用，而对于炮制减毒机制的研究是建立在此基础上，认为可能是黏液质的减少才造成了黄精刺激性作用的消失，因此对于黄精的刺激性成分及通过炮制降低刺激性作用机制的研究有待于进一步深入进行。黄精多糖被认为是黄精的主要药效成分，但炮制后多糖含量下降，同时炮制前后的多糖药理作用并没有显著性差异，而又有研究认为尽管多糖含量下降，但由于多糖水解成了易于煎出的低聚糖和单糖，才更利于药效的发挥。因此对黄精炮制增效的机制探讨主要集中在黄精多糖质变和量变方面，而黄精多糖是否就是唯一的或者是最主要的药效成分，以及黄精中的其他成分是否对炮制后药效增强也起到了关键作用，则未见任何报道，仍然有待于进一步研究。

第四章　黄精用法

黄精的用法包括生吃、熟服、外用三个方面，现分作六个部分来论述。

第一节　野生黄精

野生黄精具有质量好、药效高、作用快等特点，古往今来备受推崇。特别是生长在高海拔地区的黄精，其效力尤为突出。人工种植的黄精从总体上来说，其药效低于野生的黄精。就人工种植而言，林下种植的黄精优于田园种植的黄精。

黄精以生长三年以上、个大者为佳。野生黄精一般在秋天采掘，洗净生用或晒干后食用。

野生黄精作为食品时，必须煮透、煮熟、煮烂。因为黄精属于植物根茎，如果没有煮烂就匆忙食用，不仅达不到补气滋阴的效果，反而会损伤脾胃，不利于养生保健效果的发挥。野生黄精分为生品和干品，生品易于烹煮，而干品必须浸泡 1～2 天之后再予烹煮则效果更佳。

野生黄精最好的食用方法是煲汤，即用煲煮鸡、鸭、排骨等禽畜肉类之时，放置适量的黄精生品，即可提高肉汤的鲜美度，又能起到滋阴、补气的功效，具有较好的养生保健效果。此外，野生黄精鲜品经过烹煮之后，加适量的蜂蜜食用，效果亦颇佳。

第二节　蒸炙黄精

蒸制黄精有清水蒸制或隔物蒸制，有一次性蒸制和多次性蒸制（如九蒸九晒）。

清水蒸制指用井水、泉水或质地好的清水来蒸煮，将黄精均匀摆放在蒸笼或蒸锅中，经过数小时的烹蒸，形成质地柔软、甘甜可口、色质亮黑的黄精熟品。隔物蒸制是指在双层或多层蒸笼的底部放置糯米、陈皮等物，然后在更高的层面上摆置黄精，蒸煮的方法与清水蒸制相同。隔物蒸在某些功效上会有较大的提升，对特定的人群、特定的疾病具有更好的调理、养生与治疗效果。

有一次性蒸制，指只经过一次蒸制即提交食用或药用。一次性蒸制至少6~8个小时，有些古法甚至要蒸制三天三夜。多次性蒸制，以九蒸九晒最具特色。九蒸九晒一般用于补益气血、滋阴壮阳的贵重块根类植物，如何首乌、熟地、黄精等。九蒸九晒指经过蒸制6~8小时之后，取出晾晒至半干（皮干肉不干），再次进行蒸制，直至第九次程序之后，方可供药用或食用。

第三节　药制黄精

药制黄精为了提高药效和降低副作用而采取的炮制方法，主要有酒制、米炒、药蒸等方法。

同时，常将炒制与蒸制结合起来。如将黄精经过米酒浸泡之后再进行蒸制，或切片酒炒之后再进行一次性的蒸制。以药制药是中药炮制的一大特色，目的是增强疗效、减轻毒副作用。一般来说，常用来做加工炮制辅料的有黄酒、米醋、蜂蜜、牛奶、生姜、陈皮等。其中黄酒、蜂蜜在黄精的加工炮制中使用较多。此外，还有用杜仲、牛膝、当归等作为炮制黄精的辅药，以期增强黄精的药用效果。

蜜炙黄精主要有药用、食用和菜肴三个方面，在加工方法上有较大的差异。

在药用方面，将黄精切成薄片，炒熟之后，放入蜂蜜水中浸泡软透之后，再放入锅内小火炒干即可。

在食用方面，将黄精（可整条、亦可切片）在蜂蜜水中浸泡 1~3 天之后，放入蒸笼中，中火慢蒸，一般必须蒸过 10 小时以上。晾干之后，再刷上一层蜂蜜，即可装袋备食。

在菜肴方面：冷盘中的桂花蜜汁黄精，是比较有名的特色菜肴，其制作方法为：将生黄精用开水煮烂之后（以三倍黄精的水量进行文火慢煮，煮到快要水干为止），冷却到 60℃ 左右，加入蜂蜜和桂花，装盘之后即可食用。热菜中，可将生黄精绞烂之后，沸煮 1.5 小时以上（或高压锅煮 20 分钟以上），待冷却至 60℃ 以下，再加入适当的蜂蜜和桂花，做成香甜可口的黄精羹，也是颇具特色的名菜佳肴。

第四节　黄精食品

黄精食品是指开袋即食或黄精做成的饼干、糖果、脆片等保健食品。

开袋即食的黄精食品除了上述的蜜制黄精之外，还有黄精饼干、黄精脆片和黄精糖果。黄精饼干是用黄精湿粉再加上适量的面粉、砂糖烤制而成；黄精脆片是用黄精、面粉、砂糖、膨化剂等经过油炸或高温烤制而成；黄精糖果为将蒸制黄精捣烂之后加上相关的糖果辅料加工而成。

北京中医药大学李良松教授提出了黄精膏的制作工艺和方法。目前，膏方的配制一般都采用阿胶、鹿角胶和龟板胶，但对于素食和具有佛教信仰的人士来说，这是一件难以接受的事。对此，李良松教授提出，膏方可以用黄精胶来替代阿胶、鹿角胶和龟板胶，真正实现素食素胶素膏，给佛教信仰者和素食者服用膏方带来了福音。

第五节 黄精饮品

黄精饮品主要包括黄精酒、黄精醋和黄精饮料。

黄精酒指用黄精酿制、浸泡或勾兑的酒品。其中以黄精发酵酿制的酒为最佳。用高度白酒浸泡野生黄精，用黄精煎取液与白酒或黄精原浆勾兑，也是黄精酒的两种加工方式。

黄精饮品有固体饮品和液体饮品两类。固体饮品有两种，一为类似于速溶咖啡之类的冲剂，携带方便，口感也比较好。二为黄精茶，是采用黄精与相关茶品配比而成的袋泡茶或相关产品；液体饮品有各种形式的黄精饮料，如黄精暖茶、黄精果醋、黄精玉液等。

第五章　黄精故事

古往今来，围绕着黄精的功效、作用、产地、传闻、逸事等诞生了许多传奇故事，有神仙家的故事，有帝王将相的故事，有才子佳人的故事，有佛道名师的故事等。这里择要而论之。

第一节　黄精的历史故事

本节主要列叙古籍中所见黄精故事。黄精在古籍中有多种意思，作为中药名称的"黄精"在史部古籍中主要以地方特产和贡品存在，特别以地方志中多见，有情节的故事很少；另一方面，黄精在道教修养中乃是上品药物，因此《道藏》中尤其是《神仙传》中，存在大量记录黄精养生修炼的故事。本节故事的半数以上即来源于这里；其他方面包括佛僧、儒生、百姓等与黄精的故事也举例说明。总之，需要从黄精在文献中小荷才露的年代说起。

一、黄精的出现

黄精在本草书中出现，最早是《名医别录》，大约是汉末的著作。而在东汉至魏晋的这一段时期，黄精也纷纷出现在其他领域的古籍中，体现了黄精由普通草木进入医家和道家视野并逐渐得到认可的过程。由于是初始阶段，异名频出就成了不同后世的最大特征。

《列仙传》中提到黄精者两处。

"修羊公者，魏人也。在华阴山上石室中，有悬石榻，卧其上，石尽穿陷。略不食，时取黄精食之。后以道干景帝，帝礼之，使止王邸中。数岁道不可得。有诏问：'修羊公能何日发？'语未讫，床上化为白羊，题其胁曰：'修羊公谢天子。'后置石羊于灵台上。羊后复去，不知所在。卓矣修羊，韬奇含灵。枕石大华，餐茹黄精。汉礼虽隆，道非所经。应变多质，忽尔隐形。"

"崔文子者，太山人也。文子世好黄老事，居潜山下，后作黄散赤丸，成石父祠，卖药都市，自言三百岁。后有疫气，民死者万计，长吏之文所请救。文拥朱幡，系黄散以徇人门。饮散者即愈，所活者万计。后去，在蜀卖黄散。故世宝崔文子赤丸黄散，实近于神焉。崔子得道，术兼秘奥。气疠降丧，仁心攸悼。朱幡电麾，神药捷到。一时获全，永世作效。

"赞曰：……草有芝英、萍实、灵沼、黄精、白符、竹、戒火，长生不死者万数。盛冬之时，经霜历雪，蔚而不凋。见斯其类也，何怪于有仙邪？"

魏张揖撰《广雅》中提到黄精一处："黄精，龙衔也。"按照《广雅》体例，黄精乃是当时龙衔的别名，而龙衔（草）应该是正名。

《与山巨源绝交书》是魏晋时期"竹林七贤"之一的嵇康写给朋友山涛（字巨源）的一封信，其中提到："又闻道士遗言，饵术、黄精，令人久寿，意甚信之。"可见当时黄精已被道士使用，与术搭配，作为延年益寿的秘方。

《汉武帝内传》约是魏晋间人伪托汉人作品。本书对西王母下降会武帝之事，描叙详尽文字错采缛丽，运用了汉赋排偶夸张的手法，提到黄精的养生作用，不过认为是下药：

"王母曰：……其下药有松柏之膏，山姜沉精，菊草泽泻，枸杞茯苓，菖蒲门冬，巨胜黄菁，云飞赤版，桃胶朱英，椒麻续断，萎蕤黄连。如此下药，略举其端。草类繁多，名有数千。子得服之，可以延年。虽不长享无期，上升青天，亦能身生光泽，还发童颜，役使群鬼，得为地仙。"

《神仙传》是葛洪所著的一部古代中国志怪小说集，共十卷。书中收录了中国古代传说中的 92 位仙人的事迹。神仙传以想象丰富，记叙生动著称。其中对于黄精的记载也甚为丰富。

"王烈，字长休，邯郸人。常服黄精并炼铅，年二百三十八岁，有少容，登山如飞。少为书生，嵇叔夜与之游，烈入太行山，闻山裂声，往视之，山断数百丈，有青泥出如髓，取挼之，须臾成石，如热蜡之状，食之味如粳米，仙经云：神仙五百岁，辄一开，其中有髓，得服之者，与天地齐毕。"（卷六）

"尹轨者，字公度，太原人也。博学五经，尤明天文理气、河洛谶纬，无不精微。晚乃奉道，常服黄精，日三合，年数百岁而颜色美少。"（卷九）

"封君达者，陇西人也。服黄精五十余年，又入乌鼠山，服炼水银，百余岁往来乡里，视之年如三十许人。常骑青牛，闻人有疾病时死者，便过与药治之，应手皆愈。不以姓字语人，世人识其乘青牛，故号为青牛道士。后二百余年，入玄丘山仙去也。"

值得特别注意是《神仙传》已出现黄精（龙衔草）的方剂，虽然以道教面目出现，但组成、煎煮、服法、疗效一应俱全：

"（李少君）……初，少君与议郎董仲相亲，见仲宿有固疾，体枯气少，乃与其成药二剂，并其方一篇，用戊己之草，后土脂，精昆兽沉肪，先莠之根，百卉华体，龙衔之草，亥月上旬，合煎铜鼎，童男童女，服尽一剂，身体便轻，服尽三剂，齿落更生，服尽五剂，命不复倾。仲为人刚直，博学五经，然不达道术，常笑人服药学道，数上书谏武帝，以为人生有命，衰老有常，非道术所能延益，虽见其有异，以为天性，非术所致，得其药竟不服，又不解从问其方，为藏去之而已。少君去后数月，仲并甚矣。又武帝数道其梦，恨惜之，仲乃忆所得少君药，试取服之，未半，能行，身体轻壮，所苦了愈，药尽，气力如三十时，乃更信世间有不死之道，即以去官，行求道士，问以方意，悉不能晓。然白发皆还黑，形容甚盛，后八十余乃死，临死谓子道生曰：'我得少君神方，我不信事，怀恨黄泉，汝后可行求术人问，解之者，若长服此药，必度世也。'道生感父遗言，遂不肯仕，周旋天下，求解此方。到江夏遇博泽先生，先生曰：'此乃非神丹金玉也，可使人得数百年而已耳。'乃具为说解其方意，所用物真名。道生合药，服之，得寿三百七十岁，入鸡头山中，不知竟得道不。同时卓元成、张子仁、吴士耳、蔡子盛、魏仲明、张元达服之，或得三百岁，或得五百岁，皆至死不病，不伛，面不皱理，齿不落，发不白，房屋不废。此盖少君凡弊方耳，尤使人如此，况其上方邪？"

二、神仙、道士与黄精

《列仙传》《神仙传》之后，各道籍中均有大量的关于道士服食黄精，或修炼成仙，或轻身长寿的故事，现择其要者列举于下。

陆通，字接舆，楚人也。好养姓，躬耕以为食。楚昭王时，通见楚政无常，乃佯狂不仕，故时人谓之楚狂。孔子适楚，楚狂接舆，游其门。曰："凤兮凤兮，何如德之衰也？来世不可待，往世不可追也。天下有道，圣人成焉。天下无道，圣人生焉。方今之时，仅免刑焉。福轻乎羽，莫之知载。祸重乎地，莫之知避。已乎已乎，临人以德。殆乎殆乎，画地而趋。迷阳迷阳，无伤吾行。却曲却曲，无伤吾足。山木自寇也，膏火自煎也。桂可食故伐之，漆可用故割之。人皆知有用之用，而不知无用之用也。"孔子下车，欲与之言。趋而避之，不得与之言。楚王闻陆通贤，遣使者持金百镒，车马二驷，往聘通，曰："王请先生治江南。"通笑而不应。使者去，妻从市来，曰："先生少而为义，岂老违之哉！门外车迹何深也。妾闻义士非礼不动。妾事先生，躬耕以自食，亲织以为衣，食饱衣暖，其乐自足矣，不如去之。"于是夫负釜甑，妻戴纴器，变名易姓，游诸名山，食桂栌实，服黄菁子，隐蜀峨眉山，寿数百年。俗传以为仙云。（《高士传》）

夏侯子云，不详其字。从峨眉山来，年二十，状貌甚古。投司马天师门下，夙兴夜寐，勤侍巾盥，凡十数年，未尝一日怠缺，与物无竞，不屑世务，其师爱之如子，及师羽化，乃于大涤山中筑药圃，种艺术之属，尝言古圣人以上药养神，中药养性，下药遣病，可使人神灵，可使人性明，可使人病愈，有药圃诗云：绿叶红英遍，仙经自讨论。偶移岩畔菊，耡断白云根。好作诗，辄弃其稿，故罕有传者，或纵神游目，熙熙自得，归院则掩户经日，寂无所闻，有隣院道士窥见一草衣人同坐，亦瞑目不语，至暮启关伺之，则无所见。天复中，乘异兽归隐东峰，不知所在，赞曰：司马之门，入室者希，峨眉山人，状貌魁奇，頳甲绀芽，黄精紫芝，采采余闲，临流咏诗，异兽可驭，东峰何之，千古莫识，谁为草衣。（《洞霄图志》）

朱孺子,永嘉安固人也。幼而师事道士王元正,居大若岩,勤苦事于元正。深慕仙道,常登山岭采黄精服饵,历十余年。一日就溪濯蔬,忽见岸侧有二花犬相趣。孺子异之,乃寻逐,入苟杞丛下,归语元正,讶之,遂与孺子俱往伺之。复见二犬戏跃,逼之,又入苟杞下。元正与孺子共寻掘,乃得二苟杞根,形状如花犬,坚若石。洗泽挈归,煮之。而孺子益薪着火,三昼夜不离鳌侧。试尝其汁,味最甘美,吃不已。及见根烂,以告元正,来共取食之。俄顷,孺子忽然飞升在峰上。元正惊异。久之,孺子谢别元正,升云而去。至今俗呼其峰为童子峰。元正后饵其根尽,不知其年寿,亦隐岩之西。陶山有采樵者,时或见之。(《续仙传》)

罗万象,不知何许人。有文学,明天文,洞精于《易》。节操奇特,布衣游行天下。居王屋山久之,后南游罗浮山,叹曰:此朱明洞天,葛稚川曾栖此以炼丹。今虽无邓岳相留,聊自驻泊矣。于是爱石楼之景,乃于山下结庵以居。常饵黄精,服气数十年。或出游曾城泉山,布水下采药,及入福广城市卖药饮酒,来往无定。忽一食,则十数人之食不足。或不食,则莫知岁月。光悦轻健,日行三四百里。缓行,奔马莫及。后却归石楼庵中,竟不复出,隐于山中。后不知其所往矣。(《续仙传》)

虞乡永乐等县连接,其中道者往往而遇。有吕生者,居二邑间,为童儿时,不欲闻食气,因上山自剐黄精煮服之。十年之后,并饵生者,俗馔并不进。日觉轻健,耐风寒,行若飘风,见文字及人语更不忘。母令读书,遂欲应明经。日念数卷,实非用功也,自不忘耳。后母逼令飧饭,不肯。与诸妹旦夕劝解,悉不从。因于酒中置猪脂,自捧以饮之曰:"我老矣。况酒道家不禁。"吕曰:"某自小不知味,实进不得。"乃逼于口鼻，嘘吸之际，一物自口中落，长二寸余。众共视之，乃黄金人子也。吕生乃僵卧不起，惟言困惫。其妹以香汤洗之，结于吕衣带中，移时方起。先是吕生年虽近六十，须发漆黑，及是皓首。母始悔之，却取金人，结处如旧，已不见之矣。吕生恨恼垂泣，再拜母出门去，云往茅山，更无其踪。（《逸史》）

苏州常熟县元阳观单尊师，法名以清。大历中，常往嘉兴。入船中，闻香气颇甚，疑有异人。遍目舟中客，皆贾贩之徒，唯船头一人，颜色颇殊，旨趣恬静。单君至中路，告船人，令易席座船头，就与言也。既并席之后，香气亦甚。单君因从容问之。答曰："某本此地人也，少染大风，眉发皆落，自恶不已，遂私逃于深山，意任虎豹所食。数日，山路转深，都无人迹。忽遇一老人问曰：'子何人也，远入山谷。'某具述本意。老人哀之。视曰：'汝疾得吾，今能差矣。可随吾行。'因随老人行，入山十余里，至一涧，过水十余步，豁然广阔，有草堂数间。老人曰：'汝未可便入，且于此堂中待一月日，后吾自来看汝。'因遗丸药一裹，令服之。又云：'此堂中有黄精、百合、茯苓、薯蓣、枣、栗、苏、蜜之类，恣汝所食。'某入堂居，老人遂行，更入深去。某服药后，亦不饥渴，但觉身轻。如是凡经两月日，老人方至。见其人笑曰：'尔尚在焉，不亦有心哉！汝疾已差，知乎？'曰：'不知。'老人曰：'于水照之。'鬓眉皆生矣，色倍少好。老人曰：'汝未合久居此。既服吾药，不但祛疾，可长生人间矣。且修行道术，与汝二十年后为期。'因令却归人间。临别，某拜辞曰：'不审仙圣复何姓名，愿垂告示。'老人曰：'子不闻唐初卫公李靖否！即吾身是也。'乃辞出山。今以所修恐未合圣旨，年限将及，再入山寻师耳。"单君因记其事，为人说之。（《原仙

记》)

刘无名，成都人也。本蜀先主之后，居于蜀焉。生而聪悟。八九岁，道士过其家，见而叹曰："此儿若学道，当长生神仙矣。"自是好道探玄，不乐名利。弱冠，阅道经，学咽气朝拜，存真内修之术。常以庚申日守三尸，存神默咒，服黄精、白术，志希延生。或见古方，言草木之药，但愈疾微效，见火辄为灰烬，自不能固，岂有延年之力哉。乃涉历山川，访师求道。(《仙传拾遗》)

北海公涓子，名姓不显，青童君弟子苏林之师也。少饵木黄精，授守一玄丹之道，在世二千八百年。(《上元宝经》)

武当山道士戴孟者，本姓燕名济，字仲微，汉明帝时人也。少修道德，不仕，入华山，饵芝术、黄精、云母、丹砂，授法於清灵真人王君，得长生之道。又斐真人授以玉珮金珰经并石精金光符。(《真诰》)

昔衡山中有学道者，张礼正治明期二人。礼正以汉末入山，服黄菁，颜色丁壮，年如四十许。明期以魏末入山，服泽泻柏实丸，共止岩中。后俱受西城王君，传虹景丹方，从来服此丹。已四十年中患丹砂之难得，俱出广州为丧门，是滕含为刺史之时也，遂得内外洞彻气腾身轻，日行五百里。后入九嶷山。(《真诰》)

(岑)道愿，江陵人。隋初避难，溯三峡至万州江南山岩下，修炼食黄精，百余岁蜕迹而去。唐贞观十八年，以香属商人，令往所隐岩下，然之商人，不往且归，波涛震怒不可上，乃返诣岩然香，遂平行无虞。(《万姓统谱》)

茅蒙字初成，即三茅君之高祖也。师鬼谷先生，以秦始皇三十一年于华山乘云驾龙，白日升天也。萧廉贞入遗山学道，年四十，唯饵栢叶，采诸花为丸。又取桑叶杂黄精木煎等服。

年八十，白发黑，落齿生。常诵《黄庭经》，每有虎伏在床前，欲起，先以杖子驱虎，如犬前行。（《仙苑编珠》）

尹通字灵鉴，年二十六，师马先生受道，服黄精、天门冬，饵雄黄丸。由是贤愚慕其至德，车马骈阗，道俗揖其清风，冠盖相望。荷恩之辈，皆厚礼之。通悉用修诸功德，广济饥寒，一无所积。年一百一岁仙化，常有神灯照室也。（《仙苑编珠》）

太清真人宋伦，字德玄，洛阳人也。以厉王甲辰岁入道，于是凝心寝景，抱一冲和，不交人事，日诵《五千文》数遍，服黄精白术。（《云笈七签》）

潘茂名，潘州人。初好道，入山遇道士弈棋，立观，久之，道士顾曰："子亦识此否？"对曰："入犹蛇窦，出似鹢行。"道士可其说，因曰："子顶骨贯生命门，轮齐日月，胸血未减，心影不偏，修炼则可轻。"授以黄精不死之丹。后于东山，采药炼丹，上升之日，鸡犬咸随。（《广东通志》）

三、仙境与丛林：黄精的空灵与野性

从黄精的道家养生功能延伸开来，黄精在天上与地上均有了更多的象征意味。由于黄精的生养功能和道教成仙的宣传，黄精成为仙境和天庭的一种颇具空灵感的象征，在有关仙境的描绘中大量出现；另一方面，黄精所生长在丛林，其生境使得其又有了野性的象征。先看黄精在上的故事：

真人星，天之司空，主神仙。上总九天高真，中监五岳灵仙，下领学道之人。真仙之流莫不隶焉。星围七百七十里，亦皆琉璃水精，中有玉树，黄实，金翅之所栖，自生黄精玉芝，食之一口，得寿三千万岁。（《云笈七签》）

正向本命之上，冥目，叩齿十二通。思中央黄帝总元三灵真人，讳原华，身长一寸二分，头戴黄晨玉冠，衣黄锦飞裙，手执黄精玉版，乘黄霞飞舆，从中央黄帝玉女十二人，从天玉房宫中下，以黄云冠覆我身。思三灵真人，乘黄云入我身中，安镇脾内，便三呼总元三灵真人原华，赍黄精、玉芝，补养我身，便三味口三咽止。（《云笈七签》）

刘商少游湘，中秋月方皎，忽见一画水舆，中有七八女子，曰紫阳真人昨给刘商黄精二斤，乃玉帝所饵之余，食之者为仙。（《御定骈字类编》）

罗源虞皋者，尝鬻黄精于市，伪闽龙启中，为道士陈守元所辱，故人木当敏者挟之去，供以酒肉无倦色。一日谓当敏曰：予累公多年矣，请过吾庐可乎？当敏笑曰：尔安有家。皋曰：亦有之，但拍余肩，顷刻可至。遂从梅岭，抵茅山罗喜洞，以杖三叩，洞门大开。洞中玉堂金阙，丽人被珠襦者百数，所饮食皆非人世所有。居十日而归，送之洞门，众吹尺八，击玉磬相和而歌曰：朝为雄兮夕为雌，天地终尽兮人生几时。歌毕俱散，当敏归至邑，乃明洪武十二年矣，城郭人民皆非昔日，遍访罗源无一木姓者，但西隅半街陈氏尚呼其住屋为木厝里。（《嘉话补遗》）

再看在下的黄精：

郡弟子三人，随道士邢迈入宣城泾县白水山，去县七十里，饵术黄精。经历年所，有鹿走依舍边伏眠。迈等怪之，乃为虎所逼。迈乃咒虎退，鹿经日乃去。（《杜祭酒别传》）

童元发，严州淳安人。其地皆山也，山多猛兽。元发父自城晚归，中涂一熊突出攫之，仆焉。同伴者狂奔而免，纠众还救之，熊始去，而元发父碎首刳腹死矣。奔告其家，时元发甫弱冠，日持匕首哭父死所，欲得熊而甘心焉，或数夕不归。母匿其刃，禁不使出。元发哭愈哀，月余复窃刃而逃，村人遍寻之不得，自是踪迹杳然矣。而数十里内，山中居者恒隐隐闻哭声，或夜静，闻霍霍磨刀声。去其乡五十里，有地名叶家坂，居人以猎为业。一日入山，见一兽，人面而兽身，以敝衣蔽体。众异焉，发火枪击之，不中，兽奔，众逐之。兽呼曰："吾童元发也，勿伤我。"众人素知其名，呼与俱归，元发腾跃而去，捷于飞隼，俄顷不知所往。于是远近皆知元发不死，且喧传其异矣。元发母闻其事，思念甚切。一夕，忽闻叩门声，启之，则元发闯然入，曰："儿今得报父仇矣！"气咻咻喘不止，汗淋漓如雨，肩一物掷地，腥臭不可近，烛之，熊也。母惊喜，邻舍毕集。时元发去家已一年余矣，问其所历，曰："自入山后，日伏岩穴中。饥则采果实，或掘黄精白术食之，寒则集槲叶松毛为衣。数月后，觉身体轻捷，且生髭毛，如猿猱然，逾坑越谷，无异平地。日夕祷于山神，愿报父仇。昨宿枯庙中，梦神告曰："杀尔父者，去此不远，东行十余里，沿涧伺之，可得也。"如其言，果见熊饮于涧。刿刀其腹，应手而毙，遂负之归。"闻者莫不叹异。翌日，熟而祭于其父之墓，并具牲体，酬神于山。嗣后饮食衣服仍复其旧，身亦重坠，与常人无异，惟遍体之毛，竟不脱落。余门下士王梦薇曾于同治十一年见之淳安市上。其人硕而长，年可三十许，肌理黧黑，两颧毛氄氄然，视其手臂亦然。人皆曰："此童孝子也。"惟神识不甚慧，问之多不答，如聋聩者。识者谓积惨伤其心也。粤寇之难，近村多被焚掠，而童孝子一村独无恙。（《右台仙馆笔记》）

周如三，浙江山阴人，卖药为业。尝与村人采药王山，山有涧，狭而深，两旁石排列如矛戟，止容一人入，而黄精紫参生其中。周解衣使同伴者缒而下，有所得，公焉。其同伴有赵某者，见周衣巾藏白金十余两，利之，乃怀其金，与众俱走。

已而周欲出，呼其曹，莫之应，窘而大号，亦无闻者。不得已，缘洞行。洞甚纤曲，广狭靡定。行十里许，得一洞，外窄而内宽；窥之，若有光。入之，则有一蛇存焉，长四五尺，围可五寸，鳞甲陆离，形状颇异。悸而欲出，已为蛇所见，因跪而告以故，并求寄宿焉。蛇若颔之者，周遂匍匐入，伏其侧。洞中山气熏蒸，不雨而滴，又昏暗无天日，不辨旦暮。久之饥甚，见洞有一石，光滑如脂，蛇恒以舌餂之。意其可以疗饥，又跪而祝曰："小人不食三日矣，愿分君之甘。"蛇又若颔之者，因亦就餂之。石淡无味，然饥火顿息。如是数日，忽闻雷声殷殷，在山之巅。蛇闻之，蠕蠕然动，未几暴长，头角峥嵘，不蛇而龙矣，腾跃欲上。周攀其角曰："龙王一出，某老死洞中矣。愿从龙王偕出。"蛇又若颔之者。辟历一声，挟周俱上，俄而坠于地，则其村也。乃返其家。家人喧相告曰："吾以汝为死矣。"周曰："谁言之？"曰："闻诸赵。"周欲诣问赵，而赵已至，披发跣足，奉衣及金跪于门外，自述前意。问："谁使汝来？又谁使汝言之？"则赵亦茫然不知也。（《右台仙馆笔记》）

四、佛教与儒家：断食与长寿

黄精不但受到道教的青睐和推崇，也不可避免地受到同为三教的儒教和佛教的关注，并被赋予各具特色的意义，相同的一点是，皆更重视黄精作为食物能带来的充饥甚至是绝谷的特征。

就佛教而言，黄精乃是僧家寄宿山林中相当重要的热量来源，契合佛教修行的注重要求，因此烹炙黄精成为津津乐道的一件趣事，而餐食黄精带来的绝谷效果也就成为高僧所达境界的诸般功业之一。试看：

释真慧，陕州河北人。……仁寿四年召与僧名住栖岩寺。其为人也谅直刚决，清俭退让，安苦忍乐，容止可观，独处乐静，不希华靡。大业元年，饵黄精绝粒百日。检校教授，坐禅礼忏，不减生平。后觉肥充，恐有学者，便休服饵。于闲田原北杯盘谷，夏坐虎窟，虎为之移，及秋虎还返窟。常有山神节度时分，如有迟延必来警觉。（《续高僧传》）

隋大业中，高僧于此修行，休粮诵咒服黄菁。人问之不言，后入莲华峰而隐。南有华盖院，乃华盖君双子辨修行处。又谭峭丹成后于孙登坛尸解。（《南岳总胜集》）

路尽有草屋一间，僧一人居之。而岩下有石龛可坐，然皆类人凿而成者。僧言旧有罗汉居此，不烟火食，惟茹黄精耳。（《西村十记》）

青山堆里结茅庐，随分生涯自有余。松带雨栽根易活，草无人铲蔓难图。清泉白石柴床座，紫芋黄精瓦钵盂。道者家风只如此，不消更做别工夫。（《千岩和尚语录·山中偶作》）

遁世全真入乱峰，故教名利绝来踪。盈眸野色天然别，溢壑浮云分外浓。鸟语如弦听不厌，山形犹画玩何穷。黄精紫菜供厨足，孰更持盂下岭东。（《古宿尊禅师语录》）

行：散步优游，穿径骑牛，寻逝水，鱼戏庄周。更奥窔处，万籁歌讴，听谷声雅、鸟声趣、竹声幽。住：卷室茆庵，自在幽闲，论膻逐，与我无干。朝参麋鹿，暮侣猱猿，但嚼黄精、啖苦菜、掬清澜。坐：竹椅蒲团，燕息悠然，追二气，固入泥洹。良久浑化，无地无天，到鸿蒙内、威音外、太虚前。卧：石塌芦编，和衣共眠，一鼾了，无尽长天。双林树下，月朗星悬，任泥牛吼、木马唱、金虎言。（《云吹万真禅师语录》）

说甚莲邦古佛陀，这些快乐岂容他。黄精拾去重重炙，蕨粉收来细细磨。怪石玲珑如虎踞，古藤盘绕似龙窝。若非独步大方者，争敢来斯伴绿萝。（《盛京奉天般若古林禅师语录·山居偈（其一）》）

得得来寻真歇兄，孤舟扬楫顺潮行。重联断雁云中字，远赴闲鸥沙上盟。新味清油爆紫菜，古方淳蜜渍黄菁。海山只个供盘箸，一段家风不世情。（《宏智禅师广录·航海之宝陀访真歇师兄》）

山家旨趣最幽微，路转峰回到者稀。一钵黄菁消永日，满头白发已玄机。绕岩瀑布窗前落，哭月狂猿岭上飞。自得平生观不足，那知浮世是兼非。（《法演禅师语录·次韵酬吴都曹》）

粉芋头煨软火，懒黄菁煮沙瓶。饭后乌藤用事，小奚忙启岩扃。（释绍昙《六言山居》）

对于儒者而言，黄精作为救荒食粮，为母乞食黄精成为孝道的表现之一。

谢修通，宜春人也。禀性和雅，不好装饰，闻喜则喜，见恶如探汤。奉母至孝，常怀悦色。一夕梦冠褐者曰：子骨相非凡，何不出家学道。遂告母，母允之。于是诣南岳，投衡岳观潘如松为道士，而寄籍焉。因游五峰，寻访灵迹。一夕梦神人曰：朱陵洞府未合居之，后五十年再得栖。此东有玉峰洞天福地，亦朱陵之宪司。子宜处之，将有所遇。于是修通省亲，而告母曰：今值俭岁，时凶难于给用母。有所感，宜往玉笥洞天可以修其若何。母诺之。遂肩舆其母，往玉笥山，穴居数年。甘旨之奉枣栗、芋苿、黄菁、百合。其后母即世茔葬讫，复居三纪。遇梅萧二真人传道，行之后蝉蜕于清虚馆之东隅。复入南岳，隐真于洞灵原，果五十年矣。《南岳总胜集》

魏名象枢，一称庸斋，山西蔚州人，丙戌进士，官都宪。性至孝，持正清挺，以言事忤旨，左迁光禄丞，补官即请终养都亭帐饮。丁祠部以诗送之，乞黄精数斗以贻母，里居后不复通书。朝士或以著述寓汪钝翁，惟用方幅楷题姓名其上而已，其耿介如此。（《今世说》）

傅山，字青主，阳曲人。六岁，啖黄精，不穀食，强之，乃饭。读书过目成诵。（《清史稿》）

五、多面黄精：考验、寄托和隐语

上述黄精故事中，黄精皆以本草现身，其实在古籍中黄精还起着其他的一些作用。下面就是一些特殊的例子。

黄精可以用来考验人的品行，洞见人的本性：

太和中，有处士姚坤不求荣达，常以钓鱼自适。居于东洛万安山南，以琴尊自怡。其侧有猎人，常以网取狐兔为业。坤性仁，恒收赎而放之，如此活者数百。坤旧有庄，质于嵩岭菩提寺，坤持其价而赎之。其知庄僧惠沼行凶，率常于阒处凿井深数丈，投以黄精数百斤，求人试服，观其变化。乃饮坤大醉，投于井中。以砲石咽其井。坤及醒，无计跃出，但饥茹黄精而已。如此数日夜，忽有人于井口召坤姓名，谓坤曰："我狐也，感君活我子孙不少，故来教君。我狐之通天者，初穴于塚，因上窍，乃窥天汉星辰，有所慕焉。恨身不能奋飞，遂凝盻注神。忽然不觉飞出，蹑虚驾云，登天汉，见仙官而礼之。君但能澄神泯虑，注盻玄虚，如此精确，不三旬而自飞出。虽窍之至微，无所碍矣。"坤曰："汝何据耶？"狐曰："君不闻《西升经》云：'神能飞形，亦能移山。'君其努力。"言讫而去。坤信其说，依而行之。约一月，忽能跳出于砲孔中。遂见僧，大骇，视其井依然。僧礼坤诘其事，坤告曰："但于中饵黄精一月，身轻如神，自能飞出，窍所不碍。"僧然之，遣弟子，以索坠下，约弟子一月后来窥。弟子如其言，月余来窥，僧已毙于井耳。坤归旬日，有女子自称夭桃，诣坤。云是富家女，误为年少诱出，失踪不可复返，愿持箕帚。坤见其妖丽冶容，至于篇什书札俱能精至，坤亦念之。后坤应制，挈夭桃入京。至盘豆馆，夭桃不乐，取笔题竹简，为诗一首曰："铅华久御向人间，欲舍铅华更惨颜。纵有青丘今夜月，无因重照旧云鬟。"吟讽久之，坤亦戚然。忽有曹牧遣人执良犬，将献裴度。入馆，犬见夭桃，怒目掣锁，蹲步上阶，夭桃亦化为狐，跳上犬背抉其目。大惊，腾号出馆，望荆山而窜。坤大骇，逐之行数里，犬已毙，狐即不知所之。坤惆怅悲惜，尽日不能前进。及夜，有老人挈美酝诣坤，云是旧相识。既饮，坤终莫能达相识之由。老人饮罢，长揖而去，云："报君亦足矣，吾孙亦无恙。"遂不见，坤方悟狐也，后寂无闻矣。(《太平广记》)

黄精可以作为走投无路人的救命稻草：

临川有士人唐遇，虐其所使婢，婢不堪其毒，乃逃入山中。久之，粮尽饥甚，坐水边，见野草枝叶可爱，即拔取濯水中，连根食之，甚美。自是恒食，久之遂不饥，而更轻健。夜息大树下，闻草中兽走，以为虎而惧，因念得上树杪乃生也，正尔念之，而身已在树杪矣。及晓又念当下平地，又效然而下。自是，意有所之，身辄飘然而去。或自一峰之一峰顶，若飞鸟焉。数岁，其家人伐薪见之，以告其主，使捕之不得。一日遇其在绝壁下。即以网三面围之，俄而腾上山顶，其主亦骇异，必欲致之。或曰："此婢也，安有仙骨？不过得灵药饵之尔。试以盛馔，多其五味，令甚香美，致其往来之路，观其食否？"果如其言，常来就食，食讫不复能远去，遂为所擒。具述其故，问其所食草之形状，即黄精也。复使寻之，遂不能

得，其婢数年亦卒。(《稽神录》)

黄精可以作为人名，寄托起名者的美好期望：

道士陈景元字太虚，师号真靖，自称碧虚子，建昌南城县人。……己卯，乞归庐山，复以葬亲为请，诏赐白金助之。既归，行李无他物，百担皆经史也。所居以道儒医书各为斋馆而区别之，四方学者来从其游，则随所类斋馆相与校雠，于是人人得尽其学，而所藏号为完书。所役二奴，一曰黄精，一曰枸杞，驯而不狡，真有道者之役也。一时大臣如王安石、王圭喜与游。(《宣和书谱》)

甚至黄精还成为"黄金"的隐语，混入官场的贿赂、争斗和诡计的漩涡中：

嘉靖初之张永嘉，今上初之张江陵，皆绝世异才。然永嘉险，江陵暴，皆果于自用，异己者，则百端排之。……永嘉险忮非一端，而倾吏部左侍郎徐缙一事，尤为可恨。缙号崦西，吴人也，其门生陆贞山，亦吴人，俱厚杨邃庵，而上眷徐厚，次将大用，永嘉恐其续邃庵之脉，不利于己，陆劾张疏出，益疑恨之。适有监生詹荣者，恨缙，因讦其私事，人皆不直荣。而永嘉忽参缙，谓其夜以刺投入，开具黄精白蜡诸珍异，比索其人，则并贿俱逃去矣。上信之，下之都察院。时汪荣和掌院，如永嘉所指，即欲实徐罪，具回疏劾徐，陷以重辟。赖史鹿野（道）为金院力净，谓事涉暧昧，不可悬坐。汪大怒，并史语奏之。上始悟，徐得闲住去，而史竟引诬告律，反坐詹荣罪，张、汪亦不能救。(《万历野获编》)

黄精白蜡，便是黄金白银的意思。

第二节　黄精的民间故事

这一节介绍目前比较常见的关于黄精的民间故事。从广义上讲，民间故事就是劳动人民创作并传播的、具有虚构内容的散文形式的口头文学作品，是所有民间散文作品的通称。与神话不同，民间故事是在口头流传的一种以奇异的语言和象征的形式讲述人与人之间的种种关系，题材广泛而又充满幻想的叙事体故事。伴随更多的生活化、通俗化的描写、适应时代的语言风格等特点，民间故事反映了民众于实际情况和合理的想象之内，产生的对于历史、文化和生活的理解与经验，它们往往包含着自然的、异想天开的成分，却并不晦涩而炫奇。

黄精民间故事属于中药民间故事的范畴。一般的中药故事包括得名故事、奇效故事、仙凡故事、名医故事和名胜故事等种类，各故事元素之间又互相穿插，互相协调。虽然这些故事的情节大多雷同、凭据的历史也基本杜撰，但其中所包藏的关于中医使用、疗效和禁宜等内容，与实际的本草多相契合，因此作为中医文化民间传播的重要形式，其价值不可忽视。

具体到黄精，后文选录的黄精故事，存在一个母本，也就是《稽神录》中的一个"食黄精婢"的故事：

临川有士人唐遇，虐其所使婢，婢不堪其毒，乃逃入山中。久之，粮尽饥甚，坐水边，见野草枝叶可爱，即拔取濯水中，连根食之，甚美。自是恒食，久之遂不饥，而更轻健。夜息大树下，闻草中兽走，以为虎而惧，因念得上树杪乃生也，正尔念之，而身已在树杪矣。及晓又念当下平地，又效然而下。自是，意有所之，身辄飘然而去。或自一峰之一峰顶，若飞鸟焉。数岁，其家人伐薪见之，以告其主，使捕之不得。一日遇其在绝壁下。即以网三面围之，俄而腾上山顶，其主亦骇异，必欲致之。或曰："此婢也，安有仙骨？不过得灵药饵之尔。试以盛馔，多其五味，令甚香美，致其往来之路，观其食否？"果如其言，常来就食，食讫不复能远去，遂为所擒。具述其故，问其所食草之形状，即黄精也。复使寻之，遂不能得，其婢数年亦卒。

故事中"婢女"身份、虐待与逃亡、寻草、轻身不谷、设计擒婢等情节，在下面提到的故事，尤其是得名故事中屡次出现和变异，能够理解民间故事的来源与发展的路径。

故事 1

绝命人坠绝命崖　黄精草救黄精女

黄精能补气润肺，是一味有名的中药。关于黄精的由来，有着一段动人的传说。

从前有个财主，家里有个丫鬟名叫黄精。黄精出身很苦，可天生得一副好容貌。财主色迷心窍，一心想要黄精做小老婆。财主捎信给黄精的父亲说，你家祖祖辈辈种我的田，吃我的粮，而今我要黄精做小老婆，你要是不愿意，就马上还我的债，滚出我的家门。

阳雀不与毒蛇同巢，一家人急得没办法，只好让黄精赶快躲出家门去。漆黑的三更夜，黄精逃出了财主的庄园。可是她刚刚逃出虎口，就被狗腿子发觉了。于是，财主马上派家丁打着灯笼火把去追赶黄精姑娘。黑暗中，黄精深一脚浅一脚的跑啊跑，鬼晓得怎么跑到了一座悬崖边，这时身后灯笼火把愈来愈近了，姑娘一狠心跳下了悬崖。

黄精跳崖后心想这一下必死无疑，可没想落到半山腰却被一棵小树挂住了，摔到了树边的一小块斜坡上。她只觉得浑身一阵阵火辣辣疼，一下子昏了过去。不知过了多久，她睁眼一看，吓了一大跳，只见身下是万丈深渊。几天来她没喝过一口水，没吃过一粒米，身子非常虚弱。她见身边长着密密麻麻的野草，黄梗细叶，叶子狭长，开着些白花，便顺手揪下一把草叶，放在嘴里暂且充饥。一次，她拔下一棵有手指粗的草根，放在嘴里一嚼，觉得又香又甜，比那些草梗草叶好吃得多！打这以后，黄精姑娘便每天挖草根过日子，一边寻找上山的路。太阳升起又落，月亮落了又升，转眼过了半年。一天姑娘爬上了一块大岩石后面，只见一棵酒杯粗的黄藤从崖顶上垂了下来，她抓住藤萝向上爬，这时才发现自己的身子变得非常轻，轻得像燕子一样，非常轻松地爬上了山顶，连气都没有喘。

上了山顶，她径直朝西走去。走着走着，看见前面不远处有了一个村落，她走到一家门前："主人家，请给碗饭吃吧。"只见里边走出来一位六七十岁的老婆婆，看了姑娘一眼说："讨饭也不看看时间，人家大清早还没有生火呢，哪来的饭吃啊。"说完又回屋去了。

"老妈妈请行行好，我好几天没吃东西了，有碗剩饭也行。"黄精说道。老婆婆见她说得怪可怜的，就开门让黄精进了屋，又去热了碗剩饭，烧了碗热汤。过了一会儿，只见一个背柴禾的老头儿进了门。老婆婆指着黄精对老头儿说："这是个苦命的讨饭姑娘，她家乡闹旱灾，爹娘都死了，讨饭到这里，咱们就收下她做闺女吧！"老头儿看着姑娘，点了点头。从此，黄精姑娘在老婆婆家住下。

日子一长。姑娘便把身世告诉了大妈、大伯。黄精遭难跳崖没死，全靠吃草叶、草根活了半年多，这下可叫大妈，大伯吃了一惊，都说姑娘命大、造化大。姑娘的遭遇渐渐地传遍了全村。村里有个采药老人，他听到姑娘吃草根能活这么长的时间，见到黄精姑娘那么水灵灵的，就问姑娘吃的是什么样的草根。姑娘带着老人在山上找到了那种草根。采药老人挖起放在嘴里细细地品尝，觉得味道清香甘甜，吃后身子又暖和又舒服，精力旺盛。后来他把这种草根给病人吃后，病情减轻了，给老年人服用，身子骨越来越硬朗了。

因是黄精姑娘发现的这种草，所以大家就给它起名叫"黄精"。

【点评】本故事基本是对《稽神录》的一个改编和铺陈。它的特点有：1. 给婢女取名"黄精"，作为黄精得名的缘由，反映民众对于事物有追根溯源的好奇心却不求甚解的心态；2. 地主、佃户、老夫妇、下人等出场人物，以及纳妾等情节，是当时为适应读者需求所做的改变，呈现通俗化；3. 黄精的功效不再夸张化，充饥的作用更为凸显；4. 婢女和老父母的情节甚为枝蔓，是民间故事劝善心理的体现。

故事 2

小女神药避旧主　华佗妙计辨黄精

在很久很久以前，有一个小姑娘自幼父母双亡，而被迫到一个财主家打长工。狠心的财主每天逼她上山砍柴割草，下田耕地种菜，可吃的却是残羹剩饭，而且还吃不饱。无奈之下，小姑娘只好在饿时挖野菜和草根吃。

一天，小姑娘在山上干活时饿得额头出冷汗，于是慌忙挖野菜和草根吃。偶然间，她发现在一片阴暗潮湿的灌木丛中，长着一些开着淡绿色小花的不知名植物，于是上前采来吃，觉得味道甘甜。她又挖出那植物的根部，发现根部形如鸡头，肉质肥厚，于是洗净就吃，更觉得其清爽可口，仿佛吃水果一般。从此之后，每当干活饿了的时候，她便吃这东西，不知不觉地吃了好几年。而她，也从一个瘦弱的黄毛丫头出落成一个亭亭玉立的大姑娘，且身材健壮，但又不失姑娘家特有的苗条丰满。

　　财主见姑娘出落得如此美丽，于是色心又起，不让她上山或下田劳动，而强迫她做自己的小老婆。姑娘誓死不从，逃进山中，过起野人一般的生活。财主每天派人上山抓她，可就是抓不着她，因为姑娘已和以前判若两人，健步如飞，家丁根本不是她的对手。为此，财主心感纳闷：这姑娘到底吃了什么东西变得如此美貌健壮呢？我每天给她吃的都是猪食啊？出于色心和好奇，财主更加想得到她了，命几个身强力壮的家丁每天上山找寻姑娘，发誓一定要把她弄到手！

　　某天，几个家丁又在一片茂密的树林旁边发现了姑娘的足迹。但见姑娘身穿树叶编成的衣服，好像猿人似的，但她的身材相貌却是更加迷人了。家丁们一哄而上，穷追不舍。可一眨眼的工夫，姑娘就在他们的眼皮底下消失。这情景，恰好被上山采药的神医华佗看见。华佗出于神医的悟性，认定姑娘一定吃了什么灵丹妙药，才这么身轻如燕，健步如飞，以致健壮的家丁都追不上她。华佗决心找机会问个究竟，以取该药造福于黎民百姓。

　　一天，华佗备上可口的饭菜，放在姑娘经常出没的山路上。不久，姑娘路过此处，久不曾吃饭菜的她嗅到饭菜的香味，更感饥肠辘辘。望望四下无人，她禁不住上前拿起饭菜狼吞虎咽地吃了起来。这时华佗从旁边迅步上前，姑娘惊恐地丢下饭菜要走，华佗一把拉住她，姑娘以为她是财主派来的人，挣扎着对他又咬又抓。华佗慈祥地说："姑娘别怕！我不是财主派来的人。我是个郎中，想请问你吃了什么东西变得如此健壮？"姑娘见华佗长得慈眉善目，不像坏人，便不再挣扎了，说："我在那边林子里吃一种好像鸡一样的草根。"

　　"什么草根？"华佗忙问。"我也不知道它叫什么，但它形状好像鸡头，就叫它做'黄鸡'吧。"

姑娘把华伦带到那一片灌木丛中，指着其中开着淡绿色小花的不知名的植物说："就是这东西的根。"华佗走在前面，但见这不知名的植物高一至二尺，叶呈五轮状，叶片呈条状针形，其间开着一簇簇淡绿色的小花。华佗挖其根块，但见根块呈黄白色，肉质肥厚，横向生长，形状好似鸡头一般，其中一端有一圆形茎痕，好似鸡眼。亲口尝之，但觉味甘甜可口，清爽怡人。于是，他便把这不知名的植物带回家中研究。

研究发现，这种植物性味甘、平，具有补脾益肺、养阴生津之功效，可用于治疗体虚瘦弱、气血不足、肺痨、胸痹以及肺燥咳嗽症，简直就是药中之精华。后来，华佗就把它改称"黄精"，并一直沿用至现在。而那位无家可归的姑娘被华佗认作干女儿，跟随华佗学医，悬壶济世。

【点评】本故事在故事1的基础上进行了大幅度的调整和改编，体现在：1. 加于名医故事，即华佗的出场；2. 把遭遇黄精的时间提前，被逼做妾推后；3. 增加黄精植物的形状描写，功效上有了对身体的塑性作用；4. 诡计部分交由华佗承担，使得故事氛围有所改善。除了上文外，还有一个以华佗为视角的故事版本和一个嫁接到茅山的版本，现附后面，具体细节差异，读者自行体会。

一个华佗主视角的版本：

一次，华佗进山采药，看见两个壮汉正在追赶一个十八九岁的姑娘。那姑娘的腿脚很是灵活，眨眼就没影儿了，后边的两个壮汉却累得气喘吁吁，追了半天也赶不上。

华佗很奇怪，就问那两个壮汉："你们追的是什么人？"两个壮汉答道："她是我们老爷的丫头。因为三年前不顺从主人嫁人，被关进了草房。后来，她跑了出来，但谁也不知她跑到哪儿去了。直到前几天，才有人看见她在这一带山中，主人就派我们哥儿俩来逮她。可这丫头仿佛变了样儿，跑得飞快，我们怎么追也捉她不住！"华佗暗想："一个纤弱的大姑娘在深山老林中生活了三年，非但没饿死，反而身体这么结实，恐怕是吃了什么灵丹妙药！应该找她问问。"

打那以后，华佗进山采药时便处处留心寻找那个大姑娘。但是，那姑娘根本不同生人接近，一见华佗就跑。华佗观察了许多日子，终于发觉那位姑娘经常到北山嘴的石崖旁边去。他就准备了一些吃的放在那里。第二天，吃食不见了。华佗猜想可能被那姑娘吃了。他又放了一些吃食在原处，然后躲在石崖背后，悄悄地等着。过了一会儿，那位姑娘果然出现了。她一看附近没人，抓起食物就吃。华佗趁那姑娘不提防，猛冲上去，一把抓住她。那姑娘急忙挣扎，又踢又咬，还用长长的指甲乱抓。

华佗的身上受了好几处伤，但他仍不松手，只是连声向那姑娘解释说："好闺女，你别怕。我是个医生，不会害你。我有话要问你啊！"那姑娘仔细一看，面前是一位慈眉善目的老头，就不再挣扎了。

华佗接着说："我知道你是从家逃出来的，被捉回去就没自由了！可你终年在荒山野林受苦也不是事儿。你看我年过半百了，就做我个干女儿好不好？"那姑娘想了想，就跪在地上，喊了一声："爹。"

华佗把那姑娘带回家中，当亲生女儿一样看待。过了些日子，他才问那姑娘："你在山里吃什么来的？""什么都吃。""有什么特别的东西吗？""有。""什么呀？""黄鸡。""哦？""那不是有翅膀的鸡！""是什么？""是一种野草的根，样子像鸡似的。""你领我看看去。""好吧。"

那姑娘领着华佗上了山，她指着一种开白绿色花儿的野草，说："就是这东西。"华佗马上挖出这种草根。只见那草根肥大色黄，上边还有鳞斑，真像小黄鸡一样。华佗把"黄鸡"挖回来，试着给病人吃，发现它果然是一味养身补气的好药，并且还有润肺、生津的作用。后来，人们觉得"黄鸡"不太像药名，就改叫"黄精"了。

一个嫁接到茅山黄精的版本：

华佗是东汉名医，医术高超，后来成为我国名医、良医的代称，他精于医道，勤于实践，常到深山老林采集草药。有一次，他来到了茅山，想看看此山有无好药可采。一天，华佗正在山道上行走，只见一个衣衫褴褛的十八九岁姑娘赤脚在乱石中飞奔，后面有两个拿着绳子的彪形大汉在追。但这姑娘跑得甚是迅捷，一眨眼工夫便跑得无影无踪，两个大汉只好停了下来。

华佗觉得奇怪，便上前询问，两大汉说："那姑娘原本是金陵城里一官宦之家的丫头，因三年前得罪主人怕受惩罚，便潜逃出来。直至近日，有人发现她隐藏于茅山，主人便命我二人前来抓捕，无奈她变得和以前判若两人，我们抓不住她，看来只好回去复命了。"

华佗想，一个本就柔弱的女子，在深山老林度过三年，没吃没喝的，非但没有饿死，身体反而长得异常健壮，若非吃到灵丹妙药，不可能如此。

从此，华佗便留心起这位姑娘来。终于有一天，他在喜客泉边发现几个脚印，经分析可能是那姑娘留下的。于是他便放了一些食物在那，第二天食物不见了，华佗又放了些食物在那，自己则昼夜守候在一旁。到了下半夜，那姑娘果然来了，她见四下无人，抓起食物就吃，华佗猛冲上去，一把抓住她，那姑娘拼命反抗，手撕、脚踢、嘴咬，简直像野鲁一样。尽管华佗有一身功夫，但也有几处被其抓伤，最终将她制服。华佗向姑娘解释：自己是一名医生，不是来害她的，而是来救她的。姑娘借着月光看着华佗，面前果然是位慈眉善目的老人，这才稍安停止反抗。经过华佗劝导，姑娘跟他回到住处。为防她再被抓，对外称她就是自己的女儿。

过了段时日，待姑娘心境平复后，华佗问她这三年来是怎么过来的？吃的是什么？姑娘如实相告，她经常吃一种草根，黄色的，样子像小鸡一样，她管它叫"黄鸡"。

姑娘之后领着华佗到山上去看那"黄鸡"，华佗看到它开着白色的花，挖出其根，肥大发黄，上有鳞斑，真像一只小黄鸡。华佗将其带回家，发现其味甘、性平，有补气润肺之功效，是治疗脾虚、消渴病的一种良药。只是华佗觉得"黄鸡"不像个药名，便给它起了个药名，曰"黄精"。黄精属百合科植物，而茅山黄精为多花黄精，宋代苏颂曾说："黄精南北皆有，以嵩山、茅山者为佳。"

因"黄精"与"黄金"谐音，故有人就传华佗在山肚里挖到很多黄金，发了大财。华佗听了，暗自好笑。为驳斥谣传，他特意撰写了一副联语："隐遁三茅，历经三年，苦度四季，竞辟五谷；拯救一女，喜得一药，为济百姓，何求万金。"

唐代天宝年间，茅山道士李玄静向玄宗皇帝进贡茅山黄精，玄宗封李玄静太保官衔，后人便称茅山黄精为太保黄精。如此，茅山黄精的名气就更大了。

故事 3

时珍采药救黄精　梅香绝境逢阿牛

明代万历年间，李时珍带着徒弟庞宪，来到江西临川采药。

他们一爬上山，庞宪见到满山都长着药材，特别是黄精，长得枝肥叶茂，茎块硕大可爱，直乐得合不拢嘴。正当他忙着采药时，突然一惊，对李时珍喊道："师傅，那边丛林中有个人，不知是死是活？"师徒二人忙着过去一看，原来是一名女子，面色苍白，不省人事。李时珍一按脉搏，就对庞宪说："她是饿昏的，你快去挖些黄精来，用水罐煮点汤给她喝，她便有救了。"庞宪煮好了黄精汤，给那女子灌了下去，不一会儿，那女子便睁开了眼睛。李时珍见了，和气地对她说："姑娘，你一定有几天没吃东西了吧。来！我这儿有点干粮，你快将就着吃吧！"姑娘畏畏怯怯地把干粮一口气吃完了，一双眼睛死死地盯住那只水罐。李时珍把水罐递给她，说："这里的东西可以吃，它还是大补的哩！"姑娘又把那罐里的黄精全部吃光了。这时她的手脚也灵便了，起身向李时珍师徒看了一眼，放下水罐，然后拔腿就跑，一会儿就不见了踪影。

原来这女子名叫梅香，年方十七，生得标致漂亮，只因父母双亡，被族人卖给一个名叫胡来的财主当婢女。这胡来见梅香有几分姿色，虽已年过花甲，却仍是癞蛤蟆想吃天鹅肉，要纳梅香做妾。梅香一心想着青梅竹马的阿牛哥，死死不从。这就惹恼了胡来，天天命手下人对梅香拷打责骂，想逼她就范。梅香忍受不了欺凌，就在一个月黑风高的深夜溜出了财主的家门。她怕连累了阿牛，只好逃到青莲山上。由于连日粒米未沾，饿昏在地。她不知道在这个世界上除了阿牛还会有好心的人，她生怕又重新落入圈套，因而在她吃下东西能够走动时，便慌忙逃跑。

第二天，梅香又偷偷地来到昨日晕倒过的地方，辨认庞宪丢在草丛里的那些黄精枝叶，就按照它的形态在山中觅食。从此，她饿了就拔些黄精来充饥，渴了就喝些山泉来解渴，并且找了个山洞栖身。就这样，在青莲山上稳居起来。

一天清晨，梅香在山上觅食时，突然遇到一只饿虎向她扑来，她措手不及，不由自主地将身子往上一跳。谁知这样一跳，却跳上了一棵两丈多高的大树上，避免了猛虎的伤害。又有一天，胡来的儿子带了四名家丁上山打猎，晌午时分，衣衫褴褛的梅香被一名家丁发现了，五个人借着丛林的掩护，悄悄地向梅香包围过来。当他们突然出现在梅香面前时，梅香这才大吃一惊，一个箭步飞身跃起，跳上了十几丈高的悬崖，把这五个人吓得个个成了庙里的呆神。

次日，胡来带了一百多人，由那四名家丁引路，上山捉拿梅香。由于青莲山北面是悬崖峭壁，他们就从东、西、南三面合围。梅香一见这个阵势，不免有些惊慌，因为这悬崖有数十丈高，一下子恐怕难以纵身跳上去。她仔细一看，幸好那崖壁的半中间有几株松树，心里的一块石头才算落地。待众人围过来时，梅香又是一个箭步，跳上了那棵松树，再从树上一纵，就登上了山顶。

这时候，山顶上恰巧有个砍柴的小伙子，他一眼就认出了梅香，说："梅香，你怎么在这儿？你把我想得好苦啊！"原来这小伙子就是阿牛。她向阿牛诉说了自己的遭遇，阿牛让她躲进了一个隐秘的石洞，又搬块石头堵住洞口。当胡来的众家丁们赶上山顶时，一见阿牛就问："刚才有个女子跳了上来，跑哪儿去了?"阿牛说:"我只看见一道白光'唰'的一下向东方飞去,我以为是神仙路过,没看清是男是女。"胡来他们已经亲眼看到过梅香的身手,把阿牛的话当真了,便带人赶紧回去了。

后来,阿牛就把梅香带回家去,两人结为夫妻,相亲相爱地过日子。

【点评】与故事2相比,故事3的名医变成了李时珍,地点变成了江西临川,但更显著的是故事主角由婢女变成了婢女(梅香)和阿牛二人,由反抗元素逐渐过渡到爱情题材,拯救梅香的由药成了人,因此黄精的出场也顺势成为李时珍采药途中的一件偶遇。民间故事的固有底色和节奏在本故事中展现出来。

故事4

逐后逐员外重迎仙子　拐又拐黄精再上神山

很久以前,甘肃省镇原县北面山区有个姓白的员外,他家有个名叫黄精的丫鬟,她心灵手巧,白员外十分器重她。有一年,黄精突然患了一种病,膝盖肿疼,怎么也治疗不好,身材苗条的她变成了一个拐子。白员外见黄精没用了,狠心地把她赶出了门外。

三年过去了,白员外出门路过深山里,忽然看见丫鬟黄精在山洼里刨吃草根。黄精看见白员外,双腿如飞一般,从山前跑到山后,不见影子了。迷信的白员外以为自己做了亏心事,得罪了老天爷,老天爷发了善念,黄精变成了仙女。他害怕自己要遭仙女的报复,急忙回家请能工巧匠为黄精修了一座祠堂,每月初一、十五用香火供奉着。

过了几个月，白员外又去出门，在一个山沟里遇见了黄精。黄精无路可逃，直直地立着不动。白员外跳下马背，跪在地上求饶说："黄精仙女，饶我一条命，我以后再不敢做亏心事了，多多行善积德。"黄精听了白员外的话，丈二和尚摸不着头脑，她对白员外说："老爷，我是丫鬟黄精，不是什么仙女。"白员外连连说："你就是仙女！你就是仙女……饶我的罪过。"白员外请黄精骑到马背上，把她接回家里。从此，白员外好吃好喝供着黄精，真把她当作仙女供奉着。

日子一天天过去了，黄精的腿疼病又复发了，渐渐又变成了拐子。白员外觉得奇怪，不再相信黄精是个仙女。他问黄精被他赶出门是怎么过活的，腿痛病是怎么治好的。黄精告诉白员外，她被赶出门后，靠讨要生活，讨不到饭食时，就在山里挖吃草根。有一种草根颜色黄黄的，味儿甜甜的，吃了腿疼就减轻了，她每天就寻吃这种草根，吃的日子久了，走路不再拐了。白员外听了，连忙叫家人上山找回这种草根，黄精吃了一段时间，腿又变好了。从此，人们就用这种草根治腿疼病。后来把它列入中草药，叫作"黄精"。

【点评】故事回到黄精的得名。本故事是本节故事中最具故事性的一个，它的特点是确立了情节的主要矛盾——财主和婢女，并成功刻画了一个贪婪又胆怯的白员外形象，这是之前所没有过的。故事发展一波三折，黄精本身成为道具，推动故事前行的是黄精带给婢女的几番改变和财主的应声变化。脱掉中药的外衣，仍然是一个有趣且不浅陋的故事。

故事 5

宝珠逃难归泰岳　黄精健体化女妖

泰山有一种能填精补髓，益寿减肥的药材，名曰"黄精"。相传，明朝时候，有一对从河南经商到泰安的中年夫妇，在泰城通天街开了一小店，专门出售日用杂货，营利尽管十分微薄，日子倒还能勉强凑合。第二年，夫妻俩生得一女，视如掌上明珠。因此，便给女儿起名叫"黄宝珠"。

一晃十几年过去了，黄宝珠长到十八岁时，双亲不幸同时染上瘟疫，病情一天天加重，黄宝珠为了给父母治病，变卖了所有的家产，请遍了方圆几十里的郎中，采尽了泰山上名贵的药材，双亲的病总算慢慢好了起来，却欠下了人家一大笔债务。债主一天催几次，黄宝珠看着实在没有办法，只好卖身为婢，到城西一户姓王的地主家里当婢女。有一年，姓王的一个叫孙喜禄的朋友，来泰山游玩，见黄宝珠模样长得俊俏，姿色超群，心中顿生邪念，就把黄宝珠从姓王的手里买了回去。

黄宝珠被卖到张家以后，孙喜禄就想娶她做小妾，黄宝珠宁死不依。后来，黄宝珠偷跑回泰安，母女相见大哭一场。父亲对妻子说："珠儿偷跑回来，姓张的定会到这里来抓人，我看不如先让珠儿上山躲躲，等过了风头再作计较。"妻子觉得丈夫言之有理，便趁着天还没亮，把黄宝珠送上山去。

从此，黄宝珠便开始了野人生活，住的是山洞树丛，吃的是野果野菜。有一回，黄宝珠挖到了一棵像萝卜一样的东西，一尝，挺好吃。以后，她就专挖这种东西吃。这样过了两个月，黄宝珠渐渐感到自己走起路来轻飘飘的，丈把宽的山涧她轻轻一跳便可过去。天长日久，她竟可以徒步追上野山羊了。转眼过了两个年头。一天，泰城的一个汉子进山打柴，走到扇子崖附近，突然看见一个披头散发的妖怪，吓得没命地跑下山来，一边跑，一边喊，说是山上有魔女。这消息一传开，吓得谁也不敢上山了，这事被泰安知县知道后，便派几个衙役进山打探虚实。果然在扇子崖附近发现了妖怪，那些衙役见妖怪走起路来脚底生风，像飞一样，穿山跳涧如履平地，自知不是对手。他们便想方设法在妖怪经常出没的地方安上了几个大网，才把妖怪捉住。

县官一听捉住了妖怪，立即命衙役将妖怪带进大堂。县官一见妖怪蓬头垢面，破衣烂衫的模样，心里先是一惊，再仔细一瞧，见站在堂上的明明是一个青年女子，哪有什么妖怪。于是将惊堂木一摔问道："你一个软弱女子，为何跑到山里兴妖作怪，扰乱本县？"县官这一问，那妖怪便诉说起事情的前后经过。原来那妖怪不是别人，正是两年前逃进山里的黄宝珠。县官见黄宝珠怪可怜的，火气消了许多，又问黄宝珠："有人见你在山里穿山跳涧，行走如飞，你都是会什么法术，讲给我听听。"黄宝珠见县官这一问不知如何回答是好。县官见黄宝珠很窘，就停止了追问，心想：她一个普通女子，料也不会什么妖道魔术，能穿山跳涧，行走如飞，这里面一定有名堂。泰山灵丹宝药很多，说不定是她吃了宝药。于是，县官又问黄宝珠道："你在山里，都是常吃些什么？"黄宝珠回答说是吃的萝卜。县官一听，厉声喝道："住嘴！深山老林，连人都没有，哪里来的萝卜，分时是想欺骗本官。"黄宝珠见县官发了脾气，吓得跪在地上一边磕头，一边说："我吃的东西真像萝卜，叫什么名字我也说不清，大老爷如不信，我可以上山挖点给你看看。"县官派几个衙役押着黄宝珠上山，很快就挖到了。县官拿着挖回来的萝卜，横瞧竖看，半天也看不出是什么。问众人，也没有一个认得的。县官见黄宝珠讲的都是实情，也就放她回家去了。

后来，这事传到了京里，被当时的大医学家李时珍知道了。那时，李时珍正在编写《本草纲目》，听说泰山发现了宝药，便昼夜兼程来到泰安。他先找黄宝珠查问吃了"萝卜"

以后的变化，又到县官那里看了实物，就把此药取名"黄精"，连同上面发生的这个故事，一起写进了他不朽的巨著《本草纲目》。

【点评】故事发生地继续转移，来到了山东泰安。依旧是强娶小妾，逃入深山的故事模式，依旧是偶遇黄精、身强体健的发展，所不同的点在于结局的处理。"女妖"作为妖异故事的灵魂，出现在本故事中似乎不太谐适，但其实隐喻的是以县官为代表的公权力对身份回归、重新识别的干预。除此之外，女婢身世的进一步清晰（父母）、黄精"萝卜"的别称等，均是本土化过程中出现的特殊现象。

故事6

痴男怨女奔山里　氏黄依精报人间

相传，在三个县交界的一个山村里，有一个叫氏黄的美女。白天，媒人在她房里吱喳个不停；夜里，后生踏着月光，在她的麻栏边唱着山歌，一直到天亮，才依依不舍地离去。附近的老峒主，早已对她垂涎三尺，多次请媒。可是，任凭媒人好话说了千万箩；任凭后生唱了千万首情歌，氏黄仍然没出声。只有她的同年姐妹才知道，氏黄早已在项单（即歌圩）中结识了一个英俊勤劳的后生，他叫依精。

不久，俩人结婚了。这天，依精的迎亲队伍刚从村东头进来，老峒主派来的人早就堵住了氏黄家的门。氏黄只好偷偷地从麻栏火堂的后门出去，径直往村东走。旗老说氏黄从侧门出嫁，是败坏族风。姆氏黄因此被赶出了村，她来到依精的家，那里有老峒主的家丁在搜依精和氏黄。依精的母亲流泪告诉了亲家母。姆氏黄只好告别了亲家，沿着她指的方向走去。

　　在云雾缭绕的山洞里，依精和氏黄靠采野果过生活。就在他们的小宝贝出世的时候，野果采尽了。他们只好挖草根来吃。有一天，氏黄在山洞附近挖草根，挖到了生姜一样的草根，但吃起来又不觉得辣，便天天都挖来吃，吃了几天，又试着煨热了才吃，比生吃好吃多了，于是天天挖来煨吃。一个月过去了，氏黄的身体恢复了，宝宝发胖了。

　　姆氏黄沿着亲家指的方向，一路走，一路哭，一只眼睛哭坏了。记不清走过了多少个村寨，数不清爬过了多少座山，当爬到了山腰时，因为过度饥饿和疲劳，一倒下便不省人事了。也不知过了多少昼夜，她慢慢地醒过来了，身边坐着一个胖乎乎的男孩，她正待要问，"妈"的声音从洞口传进来，姆氏黄一望，竟是自己的女儿氏黄！脸像桃花一样粉红，仍像姑娘时一样漂亮。高兴得老泪纵横地说："妈想，也许你不在人世了，谁知你还能活着呢！"氏黄拉过孩子说："妈，我不但能活着，还养了一个孩子呢！"这时，依精用大树叶包了一包东西进来。姆氏黄见他也同样年轻英俊，就问："你们在山上没有饭吃，怎么还活得这么年轻呀？"依精把那包东西一打开，里面全是一块块生姜一样的草根。氏黄抓着妈妈的手说："妈，就是这东西救活了我们。"姆氏黄突然向东面跪下说："感谢布洛陀保佑了我的女儿女婿。"日后，她就和他们一起过着山野生活。

　　多年后，姆氏黄临终了，她对女儿说："氏黄啊，我死了以后，你们就把我留在这仙地上，你们要回到村上，对那些善良的人们说，这里有长生不老的药。"氏黄和丈夫、儿子在山洞里为老人立了坟，守孝七七四十九天，才依依不舍地离开山洞。

　　他们回到了村中，依精九十多岁的父母见儿子儿媳还是和当年一样年轻漂亮，还带回了一个结实的孙子，高兴得不得了，便问他们在山上怎么活着。氏黄和依精把从山上带回的草根给他们看，大家都不知叫什么草，就以他们的名命这草根为黄精。后人就把这个故事传了下来。名医李时珍在《本草纲目》中曾记载黄精是补气补血、久食令人不饥的宝贵药材呢！

【点评】这是一则壮族故事，本故事的产生应该与靖西药市有关。靖西是古田州地道药材田七的原产地，靖西端午药市是由农民自发赶集发展起来的传统药市。作为药市的一种道地商品，诞生一个以传统壮族爱情题材为依托的黄精故事尤为适宜。值得一提的是，本故事中的黄精是滇黄精，与之前产自中原的不同。壮族的元素：情歌、迎亲、私奔、布洛陀、大山等元素与黄精延年益寿的神奇功效相结合，但同时又有汉族故事中地主、逃亡、奇遇的影子，应该是故事文本地域化的结果。

故事7

王母天台山病难秀姑　葛玄云雾洞指点黄经

相传天台华顶上有个云雾仙洞。每隔300年西王母才命仙女打开洞门一次，放出瑶池仙水，以灌溉洞口四周的仙草，待成熟后，全部供仙人们食用，以求青春常驻。

有一年，天台山下发生大旱，庄稼枯死，百姓缺吃少喝又得了一种怪病。村里最漂亮的秀姑，新婚3个月，也染上了这种病，生命奄奄一息。秀姑的丈夫黄经看见自己的妻子病成这样，着急万分，又一筹莫展。正在此时，一位白胡子老道，肩背葫芦，手拄拐杖，路经他家门口。黄经邀请老道到秀姑床前为她诊治。老道诊脉后说："姑娘肺热胸闷，已成慢痨。据贫道所知，村内不少人得这种病。若要治好此病，需连服仙草3

个月，但这种仙草长在天台山云雾仙洞，须得翻过九座高山，蹬过九条深涧，攀登千丈岩壁，你能行吗？"小伙子说："为了全村人和秀姑，我就是上刀山下火海，也要找到云雾仙洞和仙草。"老道为黄经的精神所感动，就把手中的拐杖送给他，并说："你带上它，就会找到云雾仙洞，再用拐杖轻轻一敲，洞门就会打开。"黄经接过拐杖，感激不已，说道："请老神仙留下高姓大名！"老道哈哈一笑："我叫葛玄。"说完，就不见了。黄经经历了千辛万苦，找到了云雾仙洞。这时，拐杖头的金光射向一块巨门似的岩石上。黄经用仙杖在岩石上轻轻一敲，石门慢慢打开了。根据葛仙翁的吩咐，黄经用杖头往洞顶一戳，洞顶立刻流下一股清澈的仙水，洞口外在仙水流过处慢慢地长出了一片仙草。这时，西王母带着天兵天将要来收仙草。因为葛仙翁已预料到会发生战斗，在杖头上念了十万禁咒，天兵天将只好收兵而归。

乡亲们纷纷拿了仙草食用，病很快就好了。黄经为了阻止西王母再来关闭云雾仙洞，一直守在洞口，以仙水和仙草为生，久而久之，也成了仙人。因这种仙草是黄经发现，故被后人称为"黄经"，后改为"黄精"。

【点评】本故事与前文的婢女系列截然不同。同样是得名故事，首先"黄精"成为一个男性，拯救民众和秀姑；其次是葛玄和王母的出现使神仙斗法成为主体，而黄精被赋予仙草的角色；最后黄精的功效由轻身延寿转变为消灾除疫，说明在民间故事的影响下，黄精已逐渐与其他本草趋同。

故事8

百年修行度海玉 九华黄精活金乔

九华山、普陀山、五台山、峨眉山为四大佛山，然而九华山香火鼎盛、名扬天下却是因其上的百岁宫内保存着一代圣僧无瑕禅师的真身。

无瑕禅师，顺天府宛平（今北京）人，明正德年间24岁在五台山出家，法名海玉。两年后他游历天下名山大川，后在安徽青阳县九华山结庐隐居，刻苦修行。无瑕在九华山隐居100余年，不带徒弟，不见人，126岁（一说124岁）时圆寂。明天启二年，崇祯帝派朝中王尚书来九华山进香，遍查附近山洞，才发现坐化了多年的海玉，其肉身已干枯，身旁有血经81本和1卷身世自传。同年，崇祯派人送来御笔"应身菩萨"的匾额，赐金粉涂身。无瑕长期隐居，他就是靠吃黄精、野果、丹参之类赖以生存。古人认为，黄精服其花，胜其实，服其实，胜其根。但花难保，生花十斛，干之才五六斗，非夫仃力者不能办。口服三合，服之十年，乃得其益。传言海玉吃生黄精，可连续10天不进食，且每20天放一次血，先后38年（一说28年）时间用血写成了81本《大方广佛华严经》。现陈列在九华山文物展览馆。

相传唐开元七年（719年）新罗国王子金乔觉来九华山创建佛教时，住在天台山上送经扬佛，过去的九华山荒无人烟，深山里哪有什么粮食吃，金乔觉饥饿难忍，身体几乎衰竭，只能以野果野菜维持生命。有一天，他挖得一棵绿油油鲜嫩的肥叶之草的根茎，洗后食之，觉得甘甜可口，解渴解饥。之后，他多次食用这种草根，不仅感觉舒适，而且渐渐身体强壮，精神振奋，皮肤光滑，面色红润，须发黑亮。从此，金乔觉就以此为食，结果活了99岁，至今1200多年肉身不腐安放地宫，即现在的地藏王菩萨。金乔觉所食的这种草根乃中药黄精。他在《酬惠米》中说："而今飧食黄精饭，腹饱忘思前日饥。"之后，九华山僧人便以黄精为养生之食，许多高僧辟谷后专以黄精为食，经历代僧人不断总结出黄精的一种独特加工工艺——九蒸九晒。因此九华黄精也叫九制黄精。

【点评】九华山兼有名胜与黄精产地两重身份，因此黄精故事流传较多。无暇禅师和金乔觉是其中比较重要的两个，借重于此，九华黄精得以成名。其实类似的故事其他地方也可见到，比如《福地记》说："武当县石阶山西北角有棵大松树，树下生草名救穷，日食之寸，绝谷不饥，久之度世。此草即黄精。"地域特色决定故事的不同面貌。

第六章 黄精的诗歌文赋

与其他本草相比，黄精在古诗词中出现的频率相当可观。尤其是唐宋之后，因为黄精的延年益寿功效越来越广为人知，加上名家名作的大量宣传，使得黄精作为山野胜物、养生上品的意象被诗人所采纳，以"种黄精""餐黄精"为代表，留下来大量的诗词曲赋。下文就对已收集到的有关黄精的诗歌做一个大致的铺陈总结，尽量全文呈现，过长者稍稍节录，在名家名作处会做一些简要的介绍。历史发展过程中，到明清时期黄精的意象逐渐固定化，失去了唐宋诗中的创造和灵活，泥典因循者频出，佳作较少，这一观感尤为强烈。

第一节 南北朝与唐代黄精诗作

遇铜山掘黄精

鲍照

土肪樾中经，水芝韬内策。

宝饵缓童年，命药驻衰历。

矧蓄终古情，重拾烟雾迹。

【点评】本诗是现在可见最早的与黄精有关的诗词，"掘（劚）黄精"成为后来常用的意象组合。

赠西岳山人李冈

岑参

君隐处，当一星，

莲花峰头饭黄精，仙人掌上演丹经。

鸟可到，人莫攀，隐来十年不下山。

袖中短书谁为达，华阴道士卖药还。

丈人山

杜甫

自为青城客，不唾青城地。

为爱丈人山，丹梯近幽意。

丈人祠西佳气浓，缘云拟住最高峰。

扫除白发黄精在，君看他时冰雪容。

【点评】杜甫有许多黄精诗，这是最著名的一首，其中的警句"扫除白发黄精在，君看他时冰雪容"对后世影响很大，"黄精扫白发"成为对黄精功效贴切的形容，后世许多诗人均化用此典故。

太平寺泉眼

杜甫

招提凭高冈，疏散连草莽。出泉枯柳根，汲引岁月古。

石间见海眼，天畔萦水府。广深丈尺间，宴息敢轻侮。

青白二小蛇，幽姿可时睹。如丝气或上，烂熳为云雨。

山头到山下，凿井不尽土。取供十方僧，香美胜牛乳。

北风起寒文，弱藻舒翠缕。明涵客衣净，细荡林影趣。

何当宅下流，馀润通药圃。三春湿黄精，一食生毛羽。

乾元中寓居同谷县，作歌七首

杜甫

有客有客字子美，白头乱发垂过耳。

岁拾橡栗随狙公，天寒日暮山谷里。

中原无书归不得，手脚冻皲皮肉死。

呜呼一歌兮歌已哀，悲风为我从天来。

长镵长镵白木柄，我生托子以为命。

黄精无苗山雪盛，短衣数挽不掩胫。

此时与子空归来，男呻女吟四壁静。

呜呼二歌兮歌始放，邻里为我色惆怅。

有弟有弟在远方，三人各瘦何人强。

生别辗转不相见，胡尘暗天道路长。

东飞驾鹅后鹜鸧，安得送我置汝旁。

呜呼三歌兮歌三发，汝归何处收兄骨。

有妹有妹在钟离，良人早殁诸孤痴。

长淮浪高蛟龙怒，十年不见来何时。

扁舟欲往箭满眼，杳杳南国多旌旗。

呜呼四歌兮歌四奏，林猿为我啼清昼。

四山多风溪水急，寒雨飒飒枯树湿。

黄蒿古城云不开，白狐跳梁黄狐立。

我生何为在穷谷，中夜起坐万感集。

呜呼五歌兮歌正长，魂招不来归故乡。

南有龙兮在山湫，古木巃嵸枝相樛。

木叶黄落龙正蛰，蝮蛇东来水上游。

我行怪此安敢出，拔剑欲斩且复休。

呜呼六歌兮歌思迟，溪壑为我回春姿。

男儿生不成名身已老，三年饥走荒山道。

长安卿相多少年，富贵应须致身早。

山中儒生旧相识，但话宿昔伤怀抱。

呜呼七歌兮悄终曲，仰视皇天白日速。

寄焦炼师

李颀

得道凡百岁，烧丹惟一身。悠悠孤峰顶，日见三花春。

白鹤翠微里，黄精幽涧滨。始知世上客，不及山中人。

仙境若在梦，朝云如可亲。何由睹颜色，挥手谢风尘。

赵十四兄见访

王昌龄

客来舒长簟，开合延清风。但有无弦琴，共君尽尊中。

晚来常读易，顷者欲还嵩。世事何须道，黄精且养蒙。

嵇康殊寡识，张翰独知终。忽忆鲈鱼鲙，扁舟往江东。

蒙山作

萧颖士

东蒙镇海沂，合沓馀百里。清秋净氛霭，崖崿隐天起。

于役劳往还，息徒暂攀跻。将穷绝迹处，偶得冥心理。

云气杂虹霓，松声乱风水。微明绿林际，杳窱丹洞里。

仙鸟时可闻，羽人邈难视。此焉多深邃，贤达昔所止。

子尚捐俗纷，季随蹑遐轨。蕴真道弥旷，怀古情未已。

白鹿凡几游，黄精复奚似。顾予尚牵缠，家业重书史。

少学务从师，壮年贵趋仕。方驰桂林誉，未暇桃源美。

岁暮期再寻，幽哉羡门子。

饵黄精

韦应物

灵药出西山，服食采其根。九蒸换凡骨，经著上世言。
候火起中夜，馨香满南轩。斋居感众灵，药术启妙门。
自怀物外心，岂与俗士论。终期脱印绶，永与天壤存。

【点评】这是在诗作中第一次出现黄精九蒸九晒的内容。

山居新种花药，与道士同游赋诗

钱起

自乐鱼鸟性，宁求农牧资。浅深爱岩壑，疏凿尽幽奇。
雨花相助好，莺鸣春草时。种兰入山翠，引葛上花枝。
风露拆红紫，缘溪复映池。新泉香杜若，片石引江蓠。
宛谓武陵洞，潜应造化移。杖策携烟客，满袖掇芳蕤。
蝴蝶舞留我，仙鸡闲傍篱。但令黄精熟，不虑韶光迟。
笑指云萝径，樵人那得知。

期王炼师不至

秦系（一作马戴诗）

黄精蒸罢洗琼杯，林下从留石上苔。
昨日围棋未终局，多乘白鹤下山来。

题卢道士房

顾况

秋砧响落木，共坐茅君家。唯见两童子，门外汲井花。
空坛静白日，神鼎飞丹砂。麈尾拂霜草，金铃摇霁霞。
上章尘世隔，看弈桐阴斜。稽首问仙要，黄精堪饵花。

【点评】《抱朴子》云："服黄精花胜其实。花，生十斛，干之可得五、六斗，服之十年，乃可得益。"此处饵花，是为仙家之要。

移居深山谢别亲故

刘商

不食黄精不采薇，葛苗为带草为衣。

孤云更入深山去，人绝音书雁自飞。

寄王侍御（一作奉御）

张籍

爱君紫阁峰前好，新作书堂药灶成。

见欲移居相近住，有田多与种黄精。

题赠郑秘书征君石沟溪隐居

白居易

郑君得自然，虚白生心胸。吸彼沆瀣精，凝为冰雪容。

大君贞元初，求贤致时雍。蒲轮入翠微，迎下天台峰。

赤城别松乔，黄阁交夔龙。俯仰受三命，从容辞九重。

出笼鹤翩翩，归林凤雍雍。在火辨良玉，经霜识贞松。

新居寄楚山，山碧溪溶溶。丹灶烧烟煴，黄精花丰茸。

蕙帐夜琴澹，桂尊春酒浓。时人不到处，苔石无尘踪。

我今何为者，趋世身龙钟。不向林壑访，无由朝市逢。

终当解尘缨，卜筑来相从。

赠丘郎中

姚合

绕篱栽杏种黄精，晓侍炉烟暮出城。

万事将身求总易，学君难得是长生。

题勤尊师历阳山居

许浑

二十知兵在羽林，中年潜识子房心。

苍鹰出塞胡尘灭，白鹤还乡楚水深。

春坼酒瓶浮药气，晚携棋局带松阴。

鸡笼山上云多处，自劚黄精不可寻。

奉和袭美新秋言怀三十韵次韵

陆龟蒙

身闲唯爱静，篱外是荒郊。地僻怜同巷，庭喧厌累巢。

岸声摇舴艋，窗影辨蟏蛸。径只溪禽下，关唯野客敲。

竹冈从古凸，池缘本来幽。早藕擎霜节，凉花束紫梢。

渔情随锤网，猎兴起鸣髇。好梦经年说，名方著处抄。

才疏惟自补，技痒欲谁抓？窗静常悬杂，鞭闲不正鞘。

山衣轻斧藻，天籁逸弦匏。蕙转风前带，桃烘雨后胶。

藓干黏晚砌，烟湿动晨庖。沉约便图籍，扬雄重酒肴。

目曾窥绝洞，耳不犯征铙。历外穷飞朔，蓍中记伏爻。

石林空寂历，云肆肯哓譊？松桂何妨蠹，龟龙亦任嘲。

未能丹作髓，谁相紫为胞。莫把荣枯异，但和大小包。

由弓猿不捷，梁圈虎忘虓。旧友怀三益，关山阻二崤。

道随书簏古，时共钓轮抛。好作忘机士，须为莫逆交。

看君驰谏草，怜我卧衡茅。出处虽冥默，薰莸肯溷殽。
岸沙从鹤印，崖蜜劝人操。白菌盈枯栌，黄精满绿筲。
仙因隐居信，禅是净名教。勿谓江湖永，终浮一大瓟。

无题

拾得

一入双溪不计春，炼暴黄精几许斤。
炉灶石锅频煮沸，土甑久烝气味珍。
谁来幽谷餐仙食，独向云泉更勿人。
延龄寿尽招手石，此栖终不出山门。

妙乐观（一作题王乔观传傅道士所居）

灵一（一作护国诗）

王乔所居空山观，白云至今凝不散。
坛场月路几千年，往往吹笙下天半。
瀑布西行过石桥，黄精采根还采苗。
忽见一人檠茶碗，篸花昨夜风吹满。
自言家处在东坡，白犬相随邀我过。
松间石上有棋局，能使樵人烂斧柯。

了仙谣

贯休

海中紫雾蓬莱岛，安期子乔去何早。
游戏多骑白骐驎，须发如银未曾老。
亦留仙诀在人间，喵镞终言药非道。
始皇不得此深旨，远遣徐福生忧恼。

紫术黄精心上苗，大还小还行中宝。
若师方术弃心师，浪似雪山何处讨。

山居诗二十四首其六

贯休

鸟外尘中四十秋，亦曾高挹汉诸侯。
如斯标致虽清拙，大丈夫儿合自由。
紫术黄菁苗戢戢，锦囊香麝语啾啾。
终须心到曹溪叟，千岁楮根雪满头。

见李白诗又吟

许宣平

一池荷叶衣无尽，两亩黄精食有余。
又被人来寻讨著，移庵不免更深居。

谢梁尊师见访不遇

李翔

晓斸黄精昼未还，岂知仙老降柴关。
一声归鹤唳江口，数片白云遗竹间。
怅望有惭劳羽驾，差池不得礼冰颜。
秋风独倚书斋立，遥想真晖对暮山。

药圃

白元鉴

仙翁曾播植，琼圃尚敷荣。春日祥光满，秋风瑞实成。
黄精宜益寿，萱草足忘情。候采灵芝服，还应羽翼生。

问政山

黄台

千寻练带新安水，万仞花屏问政山。

自少云霞居物外，不多尘土到人间。

壶悬仙岛吞舟罢，碗浸星宫沉水闲。

宝箓箧垂金绦带，绛囊丝锁玉连环。

静张棋势铺还打，默考仙经补又删。

床并葛鞋寒兔伏，窗横怪几老龙跧。

溪童乞火朝敲竹，山鬼听琴夜撼闩。

草暗碧潭思句曲，松昏紫气度深关。

龟成钱甲毛犹绿，鹤化幽翎顶更殷。

阮洞神仙分药去，蔡家兄弟寄书还。

黄精苗倒眠青鹿，红杏枝低挂白鹇。

容易煮茶供客用，辛勤栽果与猿攀。

常寻灵穴通三岛，拟过流沙化百蛮。

新隐渐开侵月窟，旧林犹悦枕沙湾。

手疏俗礼慵非傲，肘护灵方臂不悭。

海上使频青鸟黠，箧中藏久白驴顽。

筇枝健杖菖蒲节，笋梐高簪玳瑁斑。

花气熏心香馥馥，涧声聆耳泠潺潺。

高坟自掩浮生骨，短晷难穷不死颜。

早晚重逢萧坞客，愿随芝盖出尘寰。

【点评】"黄精苗倒眠青鹿，红杏枝低挂白鹇。"意象组合甚为巧妙。

第二节 宋代黄精诗作

题洞霄宫药圃

白珽

仙翁曾播植，琼圃尚敷荣。春日祥光满，秋风瑞实成。

黄精宜益寿，萱草足忘情。候采灵芝服，还应羽翼生。

万法归一歌（节选）

白玉蟾

天门枸杞与黄精，豆杏姜椒白茯苓。

未委地仙成也未，皮焦肉腐可怜生。

拟王维偶然作

梅尧臣

嵇康任天姓，傲散喜端居。

自云安卑者，窃比老庄欤。

一月十五日，头面忘洗梳。

危坐恣搔虱，於时懒作书。

一曲情自寄，一杯欢有余。

尚子志所慕，阮生甘不如。

黄精可养寿，广泽宜睹鱼。

不堪行作吏，章服裹猿狙。

初别子由

苏轼

我少知子由，天资和而清。好学老益坚，表里渐融明。
岂独为吾弟，要是贤友生。不见六七年，微言谁与赓。
常恐坦率性，放纵不自程。会合亦何事，无言对空枰。
使人之意消，不善无由萌。森然有六女，包裹布与荆。
无忧赖贤妇，藜藿等大烹。使子得行意，青衫陋公卿。
明日无晨炊，倒床作雷鸣。秋眠我东阁，夜听风雨声。
悬知不久别，妙理难细评。昨日忽出门，孤舟转西城。
归来北堂上，古屋空峥嵘。退食误相从，入门中自惊。
南都信繁会，人事水火争。念当闭阁从，颓然寄聋盲。
妻子亦细事，文章固虚名。会须扫白发，不复用黄精。

白水山佛迹岩

苏轼

何人守蓬莱，夜半失左股。浮山若鹏蹲，忽展垂天羽。
根株互连络，崖峤争吞吐。神工自炉鞴，融液相缀补。
至今余隙罅，流出千斛乳。方其欲合时，天匠麾月斧。
帝觞分余沥，山骨醉后土。峰峦尚开阖，涧谷犹呼舞。
海风吹未凝，古佛来布武。当时汪罔氏，投足不盖拇。
青莲虽不见，千古落花雨。双溪汇九折，万马腾一鼓。
奔雷溅玉雪，潭洞开水府。潜鳞有饥蛟，掉尾取渴虎。
我来方醉后，濯足聊戏侮。回风卷飞霉，掠面过强弩。
山灵莫恶剧，微命安足赌。此山吾欲老，慎勿厌求取。
溪流变春酒，与我相宾主。当连青竹竿，下灌黄精圃。

次韵致政张朝奉仍招晚饮

苏轼

扫白非黄精，轻身岂胡麻。怪君仁而寿，未觉生有涯。
曾经丹化米，亲授枣如瓜。云蒸作雾楮，火灭噀雨巴。
自此养铅鼎，无穷走河车。至今许玉斧，犹事萼绿华。
我本三生人，畴昔一念差。前生或草圣，习气余惊蛇。
儒酮谢赤松，佛缚惭丹霞。时时一篇出，扰扰四座哗。
清诗得可惊，信美辞多夸。回车入官府，治具随贫家。
萍虀与豆粥，亦可成呫嗟。

和陶读《山海经》

苏轼

二山在咫尺，灵药非草木。玄芝生太元，黄精出长谷。
仙都浩如海，岂不供一浴。何当从山火，束缦分寸烛。

黄精鹿

苏轼

太华西南第几峰，落花流水自重重。
幽人只采黄精去，不见春山鹿养茸。

入峡

苏轼

自昔怀幽赏，今兹得纵探。长江连楚蜀，万派泻东南。
合水来如电，黔波绿似蓝。余流细不数，远势竞相参。
入峡初无路，连山忽似龛。萦纤收浩渺，蹙缩作渊潭。
风过如呼吸，云生似吐含。坠崖鸣窣窣，垂蔓绿毵毵。

冷翠多崖竹，孤生有石楠。飞泉飘乱雪，怪石走惊骖。
绝涧知深浅，樵童忽两三。人烟偶逢郭，沙岸可乘蓝。
野戍荒州县，邦君古子男。放衙鸣晚鼓，留客荐霜柑。
闻道黄精草，丛生绿生篸。尽应充食饮，不见有彭聃。
气候冬犹暖，星河夜半涵。遗民悲昶衍，旧欲接鱼蚕。
板屋漫无瓦，岩居窄似庵。伐薪常冒险，得米不盈甔。
叹息生何陋，劬劳不自惭。叶舟轻远泝，大浪固尝谙。
矍铄空相视，呕哑莫与谈。蛮荒安可住，幽邃信难妉。
独爱孤栖鹘，高超百尺岚。横飞应自得，远扬似无贪。
振翮游霄汉，无心顾雀鹌。尘劳世方病，局促我何堪。
尽解林泉好，多为富贵酣。试看飞鸟乐，高遁此心甘。

薏苡

苏轼

伏波饭薏苡，御瘴传神良。能除五溪毒，不救谗言伤。
谗言风雨过，瘴疠久亦亡。两俱不足治，但爱草木长。
草木各有宜，珍产骈南荒。绛囊悬荔枝，雪粉剖桃榔。
不谓蓬荻姿，中有药与粮。春为茨珠圆，炊作菰米香。
子美拾橡栗，黄精诳空肠。今吾独何者，玉粒照座光。

【点评】类比于杜甫，苏轼对黄精也展现了由衷的热爱，堪称宋代写黄精第一人。除了沿用杜甫的意象之外，还从多个方面拓展了黄精意象的意义，其中本诗中"子美拾橡栗，黄精诳空肠。"一句尤为出色。

又次前韵赠贾耘老

苏轼

具区吞灭三州界，浩浩汤汤纳千派。

从来不著万斛船，一苇渔舟恣奔快。
仙坛古洞不可到，空听馀澜鸣湃湃。
今朝偶上法华岭，纵观始觉人寰隘。
山头卧碣吊孤冢，下有至人僵不坏。
空余白棘网秋虫，无复青莲出幽怪。
我来徙倚长松下，欲掘茯苓亲洗晒。
闻道山中富奇药，往往灵芝杂葵薤。
诗人空腹待黄精，三事只看长柄械。
今年大熟期一饱，食叶微虫直癣疥。
白花半落紫稜香，攘臂欲助磨镰铩。
安得山泉变春酒，与子一洗寻常债。

答周循州

苏轼

蔬饭藜床破衲衣，扫除习气不吟诗。
前生似是卢行者，后学过呼韩退之。
未敢叩门求夜话，时叨送米续晨炊。
知君清俸难多辍，且觅黄精与疗饥。

答琳长老寄幽兰白术黄精三本二绝其二

苏辙

老僧似识众生病，久在山中养药苗。
白术黄精远相寄，知非象马费柔调。

慧明王道士赠蜜黄精

程公许

慧明道士别经年，肘后飞金秘不传。

崖密黄精分遗我，冰容或可觎飞仙。

谢慧明王道自大面山宁赠三诗并蜜黄精

程公许

与君一再会岷山，共把匏尊中圣贤。

强说市朝为大隐，何如山泽友臞仙。

空中皓月参心地，海面浮沤悟世缘。

安得一夒时晤语，笑披云雾豁青天。

题会庆建福宫长歌

程公许

赤城峨峨五岳尊，帝命作镇西南坤。

崇冈远自太白分，旁骞三峨下荆门。

黛面负扆如帝宸，群峰翼趋候临轩。

眈眈千柱楼云根，黍禾之福此骏奔。

丛霄其上为昆仑，上帝宫阙森五云。

统御三界庇列真，精庐福地周八垠。

稽首丈人希夷君，鼎峙潜庐犹弟昆。

仙班峻极何司存，事严迹秘谁得闻。

我亦三生师玄元，失脚世纲如笼樊。

雨泪忏洗一炷熏，琅函蕊笈披灵文。

龙跷无路地轩辕，洪崖何处避俗喧。

上皇罗家插青旻，麻姑公远相为邻。

欲往从之蹑飙轮，凡骨未蜕空逡巡。
白云基爽恐未泯，似闻樵叟犹花坪。
高尚无为默不言，遗世独立非不仁。
世自迫隘污我清，一杯聊共云端论。
松风所作天籁鸣，浮云富遗何足云。
度世可不保此身，寸田荆棘当锄耘，
郁仪结璘时吐吞。不愿泛少寻蓬瀛，
不愿驾鹤朝玉京，只愿餐霞饵黄精。
闭息默坐持洞经，长与玉皇为外臣。

春日田园杂兴三首其三

戴东老

野花村酝赏清明，挑菜踏青鱼陇行。
禊水戏浮独白羽，厨烟不禁饭黄精。
田功宜早秧动插，桑价方高兰告成。
莫道梨钥忘学间，读书声间织机声。

游蛇岗岭庵

董嗣杲

游历贪行入暮惊，蛇岗岭北衲庵清。
西风扫叶秋初劲，野火烧空晓尚明。
尘役未能抛白日，仙家不独有青城。
借眠熟睡全无梦，服了黄精体自轻。

答象之谢惠黄精之作

韩维

仙经著灵药，兹品上不刊。服之岁月久，衰羸反童颜。
岩居有幽子，乘时劚苍山。溪泉濯之洁，秋阳暴而乾。
九蒸达晨夜，候火不敢安。持之落城市，谁复著眼看。
富贵异所嗜，口腹穷甘酸。贫贱固不暇，锥刀乃其干。
坐使至灵物，委弃同草菅。惟君冲旷士，敦然守高间。
食之易为力，天和中自完。故以此为馈，其容几一箪。
报我三百言，浩浩驰波澜。何以喻珍重，如获不死丹。
方当烦燠时，把玩毛骨寒。他年灵气成，与子骖双莺。

赠秋蓬王相士

何梦桂

秋蓬秋蓬，我不原爵三公，亦不原禄万钟。
君谟骨相只如此，休向蓬州问李翁。
迂叟病齿落半空，岂是天食蛙骨虫，
但原壶中乞方匕，齿发复出还婴童。
漱石清溪歌九曲，饱饭黄精羹杞菊。

出都有感

张耒

来时雪尽花初发，归去柳阴蝉乱鸣。
四序风光半为客，百年飘泊一浮名。
春来多病思高卧，老去违时畏后生。
若有黄精换华发，敢随车马到高城。

秋怀十首其八

张耒

原野日辽阔，南山疏亭亭。夏云敛氛翳，秋木呈疏明。
幽居苦不乐，展步乘朝晴。嗟我无羽翼，何由蹑峥嵘。
神仙虽诞漫，可以忘俗情。乘桴古亦有，况复凌沧溟。
浮生既有限，散诞烦冠缨。黄精若可采，高揖吾其行。

近闻诸山例关堂石门老偶煮黄精以诗为寄次韵以戏之

李弥逊

束缚斋鱼书掩关，长镵斸雪草泥间。
竹炉石鼎甘香腻，分与衰翁地病颜。

【点评】本诗与下二首皆是李弥逊所作的因与亲朋餐食黄精所发生的趣事，虽然诗中不见黄精，但处处皆是黄精，盎然生趣。

正月十五日与兄弟清坐灯下，不饮，取黄精荔子甘（其一）

李弥逊

满床缃帙照清灯，碧眼相看老弟兄。
不见柳枝罗酒脯，旋烧榾柮煮黄精。

正月十五日与兄弟清坐灯下，不饮，取黄精、荔子、甘实食之，童稚绕膝嬉笑喧（其三）

李弥逊

龙楼曾侍赭黄衣，内竖传柑拜舞时。
空嗅清香愁永夜，梦魂何处觅丹墀。

送莱徐秀才

李新

黄精未有积雪，晚菘犹带寒烟。

虽辜主父九鼎，不减何郎万钱。

至启至学惭半古才不逮人，虽酷好风骚而不成文字，一联一咏或偶得于斐然，于再于三距可投于作者，然而业已思虑，思所弃指，幸冀矜其不能，且念伸于知己，而又以"吾家何所有"冠兹五章，非敢望于一观，庶更资于一嘘，渎则不告其能逭乎（其五）

李至

吾家何所有，满地是苍苔。短褐朝回著，闲门客到开。

黄精充果实，白蘋助羹杯。澹薄长如此，交亲莫见哈。

久雨有感二首（其二）

梁栋

少年不学稼，老大生理拙。入山采黄精，穷冬一尺雪。

虎狼正纵横，原野有白骨。伤心重伤心，吾饥何足恤。

题本草

刘克庄

勤读方书不为身，里中耆旧半成尘。

几时作个荒山主，多种黄精售与人。

用厚后弟强甫韵

刘克庄

把茅容膝强名庵，宜夏宜冬户向南。

雪厄黄精饥杜二，花欺白发笑陈三。

尔侬柏下已骨朽，此老橘中犹手谈。

惟有子长赞深远，诸家类以浅求聃。

次张使君韵

刘克庄

欲架茅堂久不成，萧然身世托专城。

日无车辖非常静，月有餐钱未是清。

髡首向来输白粲，短衣老去斸黄精。

绝怜不及梁间燕，岁岁新巢巧自营。

【点评】刘克庄三首诗用到黄精三种常见的表达形式，堪称典型之作。

村舍杂书

陆游

逢人乞药栽，郁郁遂满园。玉芝来天姥，黄精出云门。

丹苗雨后吐，绿叶风中翻。活人吾岂能，要有此意存。

【点评】陆游由于其有卖药生涯，因此对黄精等本草尤其熟悉，陆游笔下的黄精读起来别有一些风味。

怀青城旧游

陆游

宦途到处不黔突，惟有剑南縻岁月。

屡游老泽苍玉嶂，疑是虚皇白银阙。

松肪捣麦具晨餐，槲叶作衣胜短褐。

泥饮不容繁杏落，浩歌常送寒蝉没。

水边洞口适有遇，握手一言换凡骨。

少陵老子未识真，欲倚黄精除白发。

老叹

陆游

齿发衰残久退休，衡茅荒寂更禁秋。

一年用力身犹倦，百不关心梦亦愁。

远浦卧看凫泛泛，深林时听鹿呦呦。

天台日有游僧过，白术黄精不待求。

入秋游山赋诗，略无阙日，戏作五字七首识之，以野店山桥送马蹄为韵

陆游

周南太史公，道家蓬莱山，尘凡不可料，亦复居其间。

屡奏乞骸骨，宽恩许投闲，羽衣碧玉简，尚缀儋官班。

黄精扫白发，面有孺子颜。简寂吾家旧，飘然时往还。

书感

陆游

茅檐住稳胜华屋，芋糁味甘如大烹。

静观万事付一默，扫空白发非黄精。

丈人祠西鹤传信，小姑山前鼍报更。

兴阑却挥短棹去，晓渡清伊听玉笙。

次韵仁近客兴二首（其二）

方回

华年君俗隐山村，如我弥当杜筜门。

落落筋骸作老病，奄奄气息仅生存。

黄精满谷春苗嫩，丹朮藏山石溜温。

足可无求度残岁，自编诗集教儿孙。

送天目吴君实馆越

方回

天目山人客鉴湖，请言近世两鸿儒。

洪平斋集亲抄否，陆放翁诗背诵无。

绿芡紫莼乘月采，黄精白术入云锄。

土毛未负将军腹，万卷撑肠定不枯。

赵宣德生日

毛滂

仁飔扉佳气，暐暐自门庐。

闲日风波外，长年霜雪余。

冻醪含凿落，春意动篡胥。

定有升仙骨，黄精易扫除。

子温以诗将菊本见遗数日适病伏枕今少间戏作

毛滂

更作天随求枸杞，试从子美觅黄精。

但知一饱轻方丈，不为秋毫要眼明。

隐怀

释文珦

负疴在山泽，已若无此生。期与草木尽，隐人不须名。

西南数奇峰，宛同亲弟兄。悠然有静意，青青日相迎。

因持短柄镵，入山厮黄精。志不在苟得，聊复怡吾情。

赠同志

释文珦

忘情三十载，曾不厌顽疏。白石能同煮，青山亦共居。

猨声依树乐，鸟影入云虚。闻道黄精熟，相呼又荷锄。

赠竺錬师

宋无

姓疑乾竺古先生，霞外幽栖近四明。

扆斗星移冠剑影，步虚风引佩环声。

蕊宫夜唤青莺降，花洞朝骑白鹿行。

长使芝童看药龟，为耽琼液过蓬瀛。

鹤傅仙语归华表，鱼寄丹书上赤城。

怪石醉中拈笔画，险棋静里按图争。
玉桃穷叟慷留种，瑶草寻多尽识名。
缩地日摧龙作杖，卧云时约凤吹笙。
海边定与安期遇，半上当逢尹喜迎。
我本翠寒山道士，相随便欲采黄精。

题阳朔县舍

陶弼

石壁高深绕县衙，不离床衽自烟霞。
民耕紫芋为朝食，僧煮黄精代晚茶。
瀑布声中窥案牍，女萝阴里劝桑麻。
欲知言偃弦歌化，水墨屏风数百家。

与郑侍郎

王洋

还却天官尺一书，清时有味保悬车。
公年尚壮云何蚤，古道谁言今不如。
南部主开新榜丽，西清人说旧游疏。
半簪白发无拘束，不用黄精自扫除。

对雪和子厚弟四首（其二）

王之道

青腰夜种玉，不见稠与稀。
将军欲何往，滹沱正流澌。
软火烧黄精，我尔宁苦饥。
行行复行行，舌在请勿疑。

晚春即事

王镃

云气不分明，天阴忽又晴。

喜凉溪鹊浴，知雨沼蛙鸣。

仙药黄精饭，斋蔬白蕈羹。

惜春吟未就，闲踏落花行。

十一二用喜雪韵四首（其二）

吴潜

片片穿帷解捣虚，夜明细字亦堪书。

五车现瑞从今后，一尺呈祥复古初。

暖室温轩人起晏，远坊穷巷客来瘅。

茅山见说黄精熟，山友迷踪餍黠狙。

【点评】黄精与冬天联系在一起，成为严寒冬日的一种象征。

寿李雁湖

吴泳

汹汹风涛卒未清，便提小队按行营。

一言刑省朝歌盗。单骑恩怀渤海兵。

丰德自应通绿籍，长年何必饭黄精。

劝公剩压兰英酒，为作涪川小太平。

白发叹

五迈

日月转四时，团团辗清昊。人生一世间，轻尘栖弱草。

寒暑不相贷，容鬓岂常好。嗟予涉世纷，闻道苦不早。
尘劳纵掀簸，冉冉风中葆。行年将四十，素标已插脑。
星星缠数茎，烂熳色胜缟，耘镘虽暂无，安能遏衰槁。
黄精何要铒，已白恐难扫。幸有琴心文，真诀堪却老。
华池溉隐芝，青青可常保。斯理不吾欺，从今勤探讨。
要当验他时，难为常人道。

谢药

谢枋得

雪深不能镵黄精，天寒不能斸茯苓。
瑶草共食何日长，还丹独炼何时成。
如来怜我似鹤形，指挥龙树露神灵。
佛无老死无生灭，何用劳我以长生。

除夕

喻良能

夜永灯明岁又除，依然坐冷乏氍毹。
平生潦倒如中散，大半交游今左符。
未办黄精除白发，渐惊玉水点银须。
欲论旧事无人共，闲把香醪细细斟。

新春感怀五首（其四）

薛嵎

新种黄精助晚粮，生涯小小拙何妨。
春风吹鬓不重绿，白日笑人长自忙。

癸卯豫章贡闱酬赠教授张安叔

曾丰

吾与子所居，相去二百里。建昌吾之邻，其实同郡耳。
已久闻姓名，不专为科第。论心虽所共，举足若相避。
只今缘檄来，车柄初各指。去矣信所之，偶然集于此。
相闻始相逢，同调更同事。谈谐出肺肝，议论到骨髓。
首遗垂盖篇，至以马班比。爱我岂不深，恐非切磋意。
麻姑山气偏，土物半仙剂。枸杞杂黄精，犹未穷厥美。
清淑之所钟，一代文章士。翘翘南丰曾，挺挺盱江李。
岂独华江西，往往国之瑞。谁共继此公，或者属吾子。
更倾胸次高，莫道华端是。

次单推韵

张九成

七载离家梦亦惊，春来又是听仓庚。
熟谙世味心如水，忽见吾人眼尚明。
青镜不堪看白发，长镵何处觅黄精。
只思归去西湖上，饱喫东坡玉糁羹。

普照诗

张嵲

欲雨春岚重，微风松韵清。泊舟古观下，卧听山鸟声。
行乐惬幽步，访僧舒远情。仙翁遁世久，岩壑自峥嵘。
丹灶颇可识，故基犹未平。何当遁世网，来此饭黄精。

挽少师相国李公

张元幹

泪尽西州路，碑留岘首名。买山缘荔子，为圃养黄精。
所至登临地，犹疑步履声。堂堂真汉相，天忍阏佳城。

盱眙馆中题云山图

章甫

北风三日吹黄土，长淮浪高少人渡。
客愁正坐小窗间，眼明见此江南山。
好山连娟螺髻鬟，白云无心终日闲。
野桥溪水流弯环，旁有幽人昼掩关。
道路只今多险艰，林泉有约吾当还。
黄精可驻冰雪颜，时时令人双鬓斑。

金精歌

赵崇怿

东风飞霖雨，一洗桃李尘。
快马紫游缰，来赏金精春。
连林翠气妙不动，时作佛髻螺头青。
劖劖天壁面削起，中可建旗坐万人。
豁然呀呀，怫然凭凭。
蹲蹲者为虎豹，兀兀者为墉城。
千成老狄学春吟，白日龙雷藏树阴。
莲花峰下久无路，时有樵子攀藤寻。
丹光出屋水溇溇，白鹤飞去栖桃林。

桃今几熟枝尚青，石田玉子无龙耕。

云蒸甑腹烂青餖，雪冻地骨迷黄精。

灵君久矣鞭玉麟，今作天上何公卿。

崖前老竹屡生米，夜有石犬当阶鸣。

我亦三生家石鼓，花落花开不如数。

人间渔沫味秦桥，漫有姓名刻洞府。

试为灵君觅杯水，水中白昼青虹起。

便令紫雾生风霆，一举直上九万里。

远斋和示疏字韵四诗复用韵并呈子肃

赵蕃

杖履过从每恨疏，何当有屋并门居。

我疑奇字就公问，公赋新诗令我书。

无事昼棋仍夜酌，有时溪楫更山车。

从教老色侵双鬓，凭藉黄精为莴除。

访皇甫道士

赵汝鐩

道人留谈话，竹院寂无声。沽酒童来缓，题窗诗已成。

海珍纫紫菜，仙品渍黄精。移席临檐月，焦桐膝上横。

辛酉大雪，戏成二诗，以"千山鸟飞绝，万径人踪灭"为韵

周麟之

跨驴游灞桥，策马阻蓝关。诗人自清苦，逐客何当还。

我独拥敝茧，高卧环堵间。黄精已无苗，屬雪思旧山。

题西隐

赵彦端

西风数客一阑干，秋色翛然得细看。

潦水倍知寒事早，夕阳更觉晚山宽。

小留待月钟无遽，半醉题诗烛未残。

忆得向来幽独处，黄精未熟客衣单。

既离洞霄遇雨却寄道友

周文璞

凡骨何堪得再行，渴心犹要谒通明。

惊闻竹树连山雨，疑有风雷撼地声。

鹿唉黄精知岁久，人逢青箬便神清。

重来只要斋盏饭，副以常堂枸杞羹。

赠孤山道士二首

周文璞

九霄象简手中擎，岂是闲人爱列卿。

洞里石田春漠漠，有田多与种黄精。

采药径

朱元升

黄精与铭吻，貌同性相反。

寄诗径中人，采时高著眼。

【点评】这是很少见的从药性上面讨论黄精的。

画秦宫人

谢翱

结草为衣类鹤翎，初来一味服黄精。

宫莺几处衔花出，犹向山中认得声。

次单推韵

张九成

七载离家梦亦惊，春来又是听仓庚。

熟谙世味心如水，忽见吾人眼尚明。

青镜不堪看白发，长镵何处觅黄精。

只思归去西湖上，饱吃东坡玉糁羹。

采药行赠梅蟠

唐庚

顺途行歌醉者谁，先生采药山中归。

昨日携篮入山去，今日出山香满路。

先生年来饭黄精，俗眼但白发但青。

得失乘除适相补，勿取谗人畀豺虎。

景思提举少卿出示药寮佳篇某继元韵上呈

孙觌

连筒自灌黄精圃，结辙休推薏苡车。

万壑飞泉春午枕，一蓑带雨荷春锄。

逃名尚有身为累，择利焉知货可居。

笑指吾公门上荛，一时零落已丘墟。

同舍问及故山景物用钟字韵诗以答

曹辅

洞庭湖外白云峰，醉卧虚堂听晓钟。

涧草岩花无日歇，仙人玉女有时逢。

脂车石路君能去，蜡屐秋风我愿从。

欲借神方变华发，黄精苗盛菊香浓。

行诸山道中

陈公辅

我曾天台游，于今四十载。一朝忽复来，时节如有待。

形骸觉老景，景色殊不改。雨中寻旧迹，触目云暧叇。

岩瀑落千寻，涧花纷五彩。崖深藓苍苍，溪浅石磊磊。

昔时所未到，足力胡可殆。要当至绝顶，直下小沧海。

兹山八万丈，端的不吾绐。伟哉造化功，疑若有真宰。

黄精煮堪食，茯苓良可采。何当诛茆居，此志终有在。

题李坦之学道斋诗文

黄潜

神仙中人世莫识，政以文章为戏剧。

李生也复可怜人，手种蟠桃待春色。

山空岁寒谁念汝，青枫堕影霜露白。

远游赋成一朝去，翠盖云旗莫可适。

蓬莱烟雾秋冥冥，邓君白鹿无消息。

袖中骊珠三百颗，夜深勿近蛟龙宅。

金华山高青矗天，山人防山忘岁年。

黄精芝草幸可食，安得与子巢其颠。

石床醉聴松风眠，无为长歌怨如哭，
使汝恻怆凋朱颜。

张伯雨赠黄精

吾衍

山中有灵草，乃云太阳精。况闻天老言，饵之可长生。
故人赤松意，分赠慰我情。玉津比灵芝，采采三秀英。
我愿服此久，飘然出蓬瀛。绿发无秋霜，身如羽翰轻。
举臂入霄汉，丹台列高名。手把金芙蓉，与君游太清。

仙源即事三首（其三）

王镃

开试丹头采异方，归来洗药井中香。
松花酒后黄精饭，卧看青山到夕阳。

留题潜山山谷寺

郭祥正

山如连环不可解，玉溜穿崖鲸尾摆。
中天化出清凉宫，汗漫琉璃翠光洒。
回头无路通人间，毛发森森神魄骇。
长碑突兀压巨鼇，字刻雄文入模楷。
乃知梁僧挈刀尺，来此幽栖聊脱屣。
地祇掣锁岩户开，纵有堆金岂能买。
粲祖传衣当第三，至今异骨藏斯岩。
我朝重赐七宝塔，舍利感应符至诚。
谁曾磨崖记名姓，习之健笔深镌镵。

盘嚣皴鳞想风桀，云雾惨淡遮松杉。

至宝不独世所惜，定有山鬼长扃监。

愿借雷公霹雳斧，坚珉斫断载以函。

高僧邀我恐忘返，虎豹堪惊日将晚。

归来拂榻坐虚堂，软煮黄菁荐香饭。

千年遗迹安足夸，幻妄非真生有涯。

奈何吾势未能已，梦想长在金仙家。

黄居士山房

高翥

浮利浮名心已灰，三间茅屋白云堆。

先生自酿松精酒，侍女能持藤瘿杯。

养鹿晓随原草去，放猿时摘里花来。

近闻身口浑无累，槲叶黄菁绕宅栽。

寄台州使君五首

舒坦

使君家是八仙家，不负黄菁与紫霞。

麦陇儿童行竹马，月楼鼓角度梅花。

彩笺吟就云初合，玉局棋残月半斜。

闻说握兰消息近，星郎昨夜倍光华。

近买山范湾自营藏地与亡弟草塘君及外家墓茔

薛嵎

分明来日已无几，还似参禅未透时。

吟骨纵清难免死，黄菁多啖亦充饥。

题诗遣得山精去，近俗偏将古墓夷。
合眼便为泉下鬼，此身康济莫宜迟。

第三节　金元黄精诗作

苏子翼送黄精酒

朱弁

仙经何物堪却老，较功无如太阳草。
龙衔鸡衔名虽异，菟公羊公事可考。
苏君真是神仙裔，橘井阴功贯穹昊。
云笈书成数万言，银关珠宫用心早。
独知此物有奇效，福地名山为储宝。
不惮林泉新斸掘，斥去杵臼谢饰捣。
况从高士论麴糵，更课公田收秫稻。
一朝灵液浮瓮盎，三冬浩气生襟抱。
且欣软饱得浇肠，漫说逆流工补脑。
眼碧那忧散黑花，发白故应还翠葆。
贾傅只嫌松醥陋，刘堕敢夸桑落好。
直须五斗论解酲，宁待三杯乃通道。
谁知万里落旃人，亦许匏尊自倾倒。
为君唤回雪窖春，八载羁愁供一扫。
曼倩宜分此日桃，安期莫诧他年枣。
何烦更采石斛花，已觉容颜不枯槁。
根连石室喜入梦，句拟桐溪愧摘藻。
平生我亦爱书札，朱髓绿肠勤探讨。
幸君汲引成此志，鹤驾骎骎望仙岛。
吞腥啄腐非凤心，岁晚兹言良可保。

送道士张宗岳奉贺正旦表朝京竣事还龙虎山

乃贤

大明初启日苍凉，天子垂衣御万方。
花织锦茵双凤翥，云浮玉座九龙翔。
珠悬殿幄晨光动，灯转纱笼刻漏长。
银汉星槎来万里，绿章云篆贺三阳。
鸟趋青琐烟霏绕，酒出黄封雨露香。
芝草绣衣金纂纂，芙蓉纫佩玉玱玱。
重瞳屡顾真希幸，宠渥频承特异常。
辞陛更瞻天日表，赐环应在水云乡。
留侯印绶将归璧，使者旌旄已趣装。
河朔游尘随骑气，江南清梦入诗囊。
仙源路近桃花发，鬼谷山深榔叶芳。
后夜相思京洛士，黄精还许寄来尝。

赠空谷山人徐君归武当

乃贤

五更钟鸣天未曙，六街马蹄声如雨。
露华满屦霜满衣，束带争趋丞相府。
千钟之禄万户侯，防人空负平生愁。
镜中绿发渐垂素，窗间白日如奔流。
谁念幽人在空谷，樱木为冠草为服。
小瓮春风紫术香，长镵落日黄精熟。
行歌偶到黄金台，坐看世事如浮埃。
长衢甲第换新主，旧时燕子愁归来。
忽忆紫霄峰下路，倒跨青鸾独归去。

松华酿酒一千石，结庐招我南山住。

寓鹿城东山下

陈高

大隐从来居市城，幽栖借得草堂清。
鸟啼花雨疏疏落，鹿卧岩云细细生。
石眼汲泉煎翠茗，竹根锄土种黄精。
艰危随处安生理，何必青门学邵平。

山中居

邓文原

山人独向山中居，风雨不庇三椽庐。
短衣破帽家无储，形忘意适心自娱。
挂壁拄杖悬珊瑚，鬼神遁迹蛟龙趋。
眼前不识为妻孥，生平岂解躬耕锄。
黄精采苗供晓哺，碧溪饮泉倾瓠壶。
行歌紫薇眠枕书，梦游沧海坐钓鱼。
云雾烟霞同卷舒，狙猿麋鹿相惊呼。
颠崖苍苍日欲晡，举手拊掌笑挽须。
起望八极吞五湖，乔松在足凭空虚。
有客跨鹤来须臾，庞眉皓齿当坐隅。
绮语唾落飞明珠，翻身别去登康衢。
寄言击壤人有无，茅茨风俗今何如。

酬揭曼硕赠别

何中

来日君还在我前，归时我独占君先。
冰寒断道鸣驼外，雪暗空村落雁边。
画省诸公扶日月，南州孤客记山川。
松声多处黄精好，举手青霞始学仙。

霰雪和彭经历琦初

刘诜

别岁夜卧迟，怯冷朝起晏。黄云低不动，白霰下愈乱。
鸣檐锵若佩，积地厚成案。遇坚势屡跃，得暖湿先泮。
严沍阻春生，萧条助人旱。纷如撞斗破，疾若抟沙散。
朽株发英华，深谷变陵岸。先生懒斫路，门外人迹断。
作诗无雕镂，白战安可限。空山斸黄精，微此命难逭。
少年喜映书，老大悔儒缓。豪门方饮羔，觖急不可算。
安知负薪者，道旁拊膺叹。

送杜仲梁东游

麻革

野马何决骤，飞云何悠扬。
商岩不足稽此士，又欲东略宋与梁。
青山不知老，白山乃许忙。
菊潭之水清泠渊，野人饮之得长年。
芳醴不买寿，淡泊差可久。
北山峨峨苍翠巅，丹崖石老生紫烟。

灵芝秋杞老霜骨，黄精茯苓饱新斸。

望君崒崒病以癯，酌之食之可以还肤腴。

况有刘荆州、元丹丘，子宁舍之汗漫游。

凉秋佳月酒一杯，送子东下心徘徊。

半山亭前一茅屋，岁寒霜劲君当来。

牧童辞

张玉娘

朝驱牛，出竹扉，平野春深草正肥。

暮驱牛，下短陂，谷口烟斜山雨微。

饱采黄精归不饭，倒骑黄犊笛横吹。

【点评】把黄精加入牧童生活的描写，生动有趣。

燕京客舍送友归天台

陈秀民

雁鸣沙漠风，秋入燕陵树。客子衣裳单，宁不畏霜露。

驱车国东门，迢迢怀往路。尺璧横道周，谁能一回顾。

登山豺虎雄，入海鲸鲵怒。天台隔三江，丹霞夹玄雾。

黄精或可寻，胡麻庶当遇。明时有遗佚，归哉保贞素。

我马病已久，东西厌驰骛。逸驾如可攀，吾将执其御。

重赋明山歌送胥式有仪还武昌

张翥

盱母城南隐居者，一生耕凿盱南野。

何年移入明山来，筑楼山颠云在下。

环山小坞三十六，中有清池荫桑竹。

日高坞口烟雾消，稍见行人出深谷。

池头古井穿石空，绝底暗与江流通。

井中鲤鱼长尺半，人不敢取疑蛟龙。

隐居何人曾子白，谁其从者胥生式。

先生喜与山为徒，意不在仙在楼居。

胥也来读山中书。

溪翁野老时时一相过，有筐盛蕨兮有酒盛壶。

兴酣题诗满青壁，墨痕入石青模糊。

华盖浮丘，石门麻姑，邻峰丘壑可游衍，山中之乐足以遄吾躯。

生今掉头不肯住，京尘茫茫岁云暮。

岂知印亦爱山人，未办山赀得归去。

曾先生，几时把袂明山行，洒扫楼上听松声。

黄精饱啖一千日，飞上丹梯朝玉京。

题倪云林画（节选）

胡布

青瑶盌薄犀箸轻，紫鳞出釜炊黄精。

明珠屑粉如璃液，舌乳西施香骨清。

琅玕志刻邾仪仲，草圣来游陈盖众。

时同绿绮架阁君，三珠树底鸾箫弄。

转盼相携二十年，展图如见云仙珑。

闲咏六首（其四）

清珙

满头白发瘦棱层，日用生涯事事能。

木臼秋分舂白术，竹筐春半晒朱藤。

黄精就买山前客，紫菜长需海外僧。

谁道新年七十七，开池栽藕种茭菱。

再赋天池

张雨

巃嵸古墩邱，泓潭浸其股。

金碧争荡磨，穿穴稍旁午。

斩松罗石榻，玄芝错神浒。

遥应玉女盆，润及黄精圃。

腊月二日茅君炼丹之日是日丹光随处发见

吴克恭

腊月已至乃如春，林下丹光复有神。

学道因寻许长史，焚香还谒魏夫人。

黄精在涧秋来吃，玉刻开函老去亲。

流水长松堪坐憩，倪开书瓮识前身。

山庄

陈樵

涧中薏苡绿如蓝，枸杞黄精满屋山。

扫叶僧将猿共防，卖花人与蝶俱还。

云生石笋埋双树，雨引银涎过八砖。

林下四时春不去，浇花采药送飞年。

又赋小游仙

秦约

瞻彼丹豀源，泉流在其下。连筒手自防，灌溉黄精圃。

灵苗炫幻霞，灵根蟠厚土。采之盛筐筥，庶以慰迟暮。
玄虚万化理，惟人识其祖。养生善自保，奚暇慕珪组。
咄哉吾道成，燕坐阅众甫。

九月七日复游寒泉登南峰有怀龙门云台二首次韵

释良琦

青山携酒防秋晖，却笑山人志独违。
自是海鸥机事少，不应林鹤梦魂稀。
露深仙圃黄精长，霜落人家绿橘肥。
慰我新诗防清绝，便寻艇子雨中归。

过山家

王冕

松风吹凉日将宴，山家蒸梨作午饭。
阿翁引孙牵犊归，破衣垂鹑不遮骭。
勾镰插腰背负薪，白头半岸乌葛巾。
喜渠胸次无经纶，白石烂煮空山春。
见我忘机笑古怪，不学当时野樵拜。
自言无处著隐居，仅得门前溪一派。
好山两岸如芙蕖，溪水可濯亦可渔。
白日力作夜读书，邻家鄙我迂而愚。
破瓶无粟妻子闷，更采黄精作朝顿。
近来草庐无卧龙，世上英雄君莫问。

【点评】王冕本诗描绘器山居贫穷生活，"破瓶无粟妻子闷，更采黄精作朝顿"，采摘黄精成为代粮的主要活动，衬托其贫苦境地下的独特心境。

题方道人壶隐诗

王泽

仙城芙蓉青匝溪，郁萧琼馆开浮黎。

飞甍仰空不可跻，青壁直上缘金梯。

仙人星冠紫霞服，万劫不死中冥栖。

山中芝田春雨熟，绿叶如掌人参齐。

君曾学仙炼仙骨，丹经夜读灯燃藜。

华星荣荧云月澹，桂树露湿青鸾啼。

东来却访赤松子，溪上白石犹眠羝。

仙人为惜别意远，水墨写尽仍笺题。

仙山本似玉壶好，别贮天地无端倪。

只愁洞口缘烟满，咫尺春涧桃花迷。

君今东游几千日，青鞋已涴人间泥。

岂无黄精扫白发，落日易接红尘低。

每从画里见山水，但觉扰扰随醯鸡。

山中仙人定相忆，每鹤颇寄书来迟。

归时为问守鼎虎，药成分我才刀圭。

第四节　明代黄精诗作

旅兴（四十首）其四十

刘基

铩羽畏高风，疲马厌长道。玄阴促暮节，何物能不老？

自非松柏质，敢冀出众草。登山临流水，及此晴日好。

春芳蔼兰蕙，秋实粟粳稻。黄精肥可食，石泉清可澡。

荣名何足言，息心以为宝。

次韵《和刘先辈忆山中韵》

刘基

句曲峰高倚太阳，不风岩谷自清凉。

四时岚彩霏琼雪，百道泉流湛玉霜。

雅称采芝追绮季，尤宜散发学嵇康。

龙鳞璀错松当径，凤尾摘鹓竹过墙。

月上海门蟾先觉，露寒天宇鹤先尝。

仙人卓剑降魑魅，道士书符禁猖狂。

宝气丹光生夜寂，黄精白术引年长。

茅君虎卧瑶坛上，萧史鸾栖碧殿旁。

桂树寒山违谢客，桃花流水忆刘郎。

猿猱任占青罗帐，薜荔从生绿石床。

世难有身空自累，诗成无雁倩谁将？

欲凭锦瑟传幽思，才理朱弦意已忘。

丁酉岁正月四日雪

梁寅

白头遭乱远江城，寄宿深山岁又更。

雪里人家荒野色，天涯亲友莫年情。

山魈夜应猿猱响，樵子晨冲虎豹行。

草笠棕衣任来往，阴崖何处觅黄精。

题画

王绂

结屋千山万山里，轩窗四面峰峦起。

卷幔晴招岭上云，烹茶夜汲岩前水。

二三高人同素心，杖藜时复来幽林。

抱琴相延坐亭上，一曲雅谐山水音。

屋头隙地肯相许，愿作比邻共相处。

剩采松花酿玉醪，更觅黄精斫春雨。

杨山人寻仙歌

王问

鬓发尽白雪垂肩，玉颜桃花如少年。

人言世事了不对，坐中往往爱逃禅。

一朝寻仙游五岳，踏穿芒鞋不停脚。

朝登快阁挹流霞，暮宿云房捣灵药。

会言曾见裴庆父，弃妻走入真人府。

卧处草深三尺余，每入空山骑饥虎。

陌上忽逢铜鼓张，一片青毡单掩阳。

暝归岩洞抱龙宿，腥涎满身闻异香。

大岳人传大造化，夜走深山及奔马。

人问真言一字无，只把圆圈手中画。

后来作者张雪樵，雪山枯坐影萧萧。

自云参透元宫事，已见三花顶上飘。

龙宫主人杨伯雨，啬精炼形如处女。

百尺梯桥万丈潭，携至希夷讲经处。

七星岩下张光明，施药归来眼倍青。

怪松无枝洞底黑，日日鞭龙上太清。

大聂小聂见最晚，气爽神清意诞散。

半榻山云千卷书，相过一饱黄精饭。

归来招予早避名，人间寂寞道初成。

盘陀石上跏趺坐，固守虚无专养婴。

移家湖上作

王懋明

夙昔厌喧扰，湖堧聊聚庐。五柳阴到门，客子携家初。
欢言治隐计，织屦兼艺蔬。妻孥晒荒陋，而我良自舒。
鱼鸟适幽性，水竹澄贫居。开帘峰翠繁，停舟潭月虚。
心与胜概遇，迹将城府疏。养生黄精饭，销忧老氏书。
了悟损益理，何须儋石储。食力愧伯鸾，攻文匪相如。
所长惟达命，天地宁穷予。

长歌行寄吕中甫山人

杨承鲲

壮游归来一何晚，雪里黄精不得饭。
太行句注俱眼前，只尺青霞梦修阪。
潞洲鲜红味辛剧，广野跕奔太缱绻。
沈殿曳裾代殿同，馆中词赋凌锦虹。
顾笑催成雪色绢，归梢骏马如旋风。
七尺丰躯三尺剑，紫貂红罽光蒙茸。
一去燕云几回首，戚家将军汝最厚。
射雕每出祁连山，走马时经古北口。
日暮归营欢宴多，黄羊白雁行紫驼。
琵琶怨发昭君曲，羌笛哀生公主歌。
帘高烛明月半白，坐对卢龙雪犹积。
北风三日吹行云，边城健儿不忍闻。
少小离家三十年，年年辛苦去防边。
胡儿饮马长城窟，汉将弯弧大漠天。
大漠阴沉风雪色，蒲梢苜蓿冰沙黑。

亭障迢遥六千里，角干腾骧三十国。
皇家财赋盛东南，汉代咽喉重西北。
北宸北望无可期，南国南归断消息。
山人归来感慨豪，扼腕绝叹心力劳。
镇南将军奉朝贵，灵武度支忧转漕。
国家雄俊古有以，吁嗟边事如猬毛。
长搀短扒去复乐，明日种葵东废皋。

雪山图

陈昌

万壑千岩冻不开，琼楼玉宇似天台。
黄精香冷无寻处，误却刘郎采药来。

【点评】"黄精香冷"，搭配奇特，很少见的对黄精香气的描写。

题画

姜洪

碧山高处雨初晴，风动悬萝杂鸟声。
帘幕画垂茅屋静，幽人何处斸黄精。

望盘山作

高承埏

中盘云气下盘生，紫盖峰高晚独晴。
安得时平鲜尘组，白松树底饭黄精。

药房闲咏

曾棨

黄精酿熟郁金香，玛瑙杯深琥珀光。
笑杀红娘无远志，独倾竹叶向莲房。

采药

李奎

山中宿雨过，岭上明霞赤。
荷锄入南畦，药苗始堪摘。
黄精种未锄，紫芝已盈尺。
隔水望茅茨，还归煮白石。

古平述怀

林爚

星暗月华明，心闲景自清。迎风刊翠竹，冒雨理黄精。
涧浅观鱼跃，林深听鸟鸣。此中诚可乐，何必日经营。

【点评】“迎风刊翠竹，冒雨理黄精”。诗风清新自然，黄精本来的植物属性得到完美展现。

谊山寺阔别旬月作此怀寄

李梦阳

楚楚张公子，悲吟度岁华。弃官临野寺，服习向山家。
石髓遇不识，黄精春始花。洞中日月秘，强食胜丹砂。

题山水图（二首）其二

卢澐

白木长镵杜少陵，饥来无处觅黄精。
何人正得寻诗便，来傍冰崖雪树行。

山中

廖孔说

山中野菜不须钱，紫笋黄精满路边。
自古采薇皆可饱，况能服术亦成仙。
桃盈篮子归来缓，枕著锄头到处眠。
况有雪花称美味，未劳种植过年年。

游石湖次韵

九皋声公

黄山高人之所居，金沙花明白石渠。
无钱爱养方外客，有口懒读人间书。
采来青菌总堪食，种得黄精还可储。
郭西十里不一到，题诗为问今何如。

林泉怡性歌为东晖上人作

香严和尚

伽黎分付参玄人，水边林下颐天真。
须就松间结茅屋，竟无闲事劳精神。
碧草苍苔净如洗，却教何处飞红尘。
占得白云万余亩，山猿野鸟来相亲。
林泉行长镵，独荷寻黄精。

云路迢迢过桥去，琅然耳畔喧溪声。

　　林泉住清幽，正是安身处。

人皆热恼我清凉，心空环绕旃檀树。

　　林泉坐忽见，光阴弹指过。

道人乐道绝思惟，对景不觉蒲团破。

　　林泉卧梦里，惺惺能几个？

满天霜雪闻晨钟，劢地一声枕子堕。

威仪寂静谁能收，任他法性常周流。

极尽玄微是何物，揭开宇宙舒双眸。

明月堂前度九夏，太阳门下经三秋。

妙夺饥人口中食，田夫手内驱耕牛。

临济儿孙要如此，若也颟顸难挂齿。

一喝当机宾主分，迥脱罗笼无定止。

万象之中独露身，掇转山河归自己。

虚舟纵浪任悠悠，夜深棹入芦花里。

碧眼胡僧没处寻，体露堂堂元是你。

大千沙界掌中观，何啻林泉而已矣。

【点评】反复吟唱林泉的益处，以黄精衬托其处的静谧恬然，禅意十足。

殳史吟

贝琼

神人夜割蓬莱股，苍然尚作青狮舞。

殳基得道此飞腾，烟火千家自成坞。

前年盗起官军下，存者如星才四五。

我来欲置读书床，出入未愁穿猛虎。

山寒月黑无人声，夹道长松作风雨。

佩环何日归公主，泉下铜棺扻千古。

石仆麒麟罢官守，林宿鸥鹗闻鬼语。

苦耽胜概惜残年，共说当时悲老父。

锦绣池台已零落，田翁八十锄新土。

伤哉土俗尊巫觋，伏腊荒祠沸箫鼓。

祠旁凿井深不枯，云气随龙有时吐。

试上崔嵬望沃洲，直将培𪣻齐天姥。

春前野桃浑欲放，雪尽黄精亦堪煮。

兴来起挟李长庚，重载琵琶双玉女。

第五节　清代黄精诗作

徽城竹枝词摘句

吴梅颠

不但黄精代裹粮，黄山异竟是仙乡。

松萝苦□①珍珠菜，发豆芙蓉榧子香。

送医士方际泰归茅山

缪彤

卖药长安市，超然寄一身。摺驴偏识路，破袜不生尘。

入世性情古，还乡面目真。自惭留滞客，对尔叹劳薪。

万族罹氛祲，颙颙待此人。戍兵屯戊己，望雨急庚辛。

汤火心徒切，君臣剂有神。能将上池水，尽与济生民。

茅山称最胜，结屋傍嶙峋。白鹄常为伴，黄精得养神。

松云凉梦寐，童仆使虇蘆。曾读宋清传，犹嫌未绝尘。

---

① 缺字。

田家五首其五

胡承诺

田家尽东作，闭门荫桑榆。鸡犬原无猜，群雀来哺雏。
柳下闲筐笼，井边虚辘轳。我亦采上药，褰裳渡前湖。
仙经秘黄精，玉女洗菖蒲。不见汝南翁，跳身入玉壶。

送孙无言归黄山歌兼示王西樵彭鸿叟

曹尔堪

甲辰十月游旧京，萧条旅宿闻尔名。
方龚悃款为陈说，慷慨结客楼君卿。
长贫不妨用我法，久客毋乃非人情。
故乡本在黄山下，老松奇石形堪诧。
茅堂豁閜无纤埃。末俗尘鞿此焉谢。
谁写三十二奇峰，长歌短调风人风。
健笔摩空洵奇绝，骊珠出袖光熊熊。
　　少嬉草市乡，遥对溪南口。
山径蓝舆古渡船，止压归囊诗万首。
朅来同泛西湖水，每忆黄山如梦里。
酒楼长醉杜樊川，丹炉休觅容城子。
劝尔迟行姑且留，仍教大隐栖邗沟。
山中故人达书问，赤箭黄精犹可求。

初冬过荆溪，访潘元白，便移舟西汜，
从南山一带看枫叶同游，为天台石枚吉月
陵友，云元白髯浮屠

怿格

我从兰陵来，呼友荆谿市。

荆谿主人爱看山，牵船脱帽西风里。

千林十月不见霜，平隄碧草浮鱼梁。

芦花冥冥水浅浅，杨叶索索烟苍苍。

潘子挥长篾，篷底坐焚香。

四座分酏酥，倾杯无酒浆。

江东步兵自行炙，邺下才子调银簧。

舍棹入翠微，扶石憩山馆。

石林崩滩路不同，高松无人鸟相唤。

前坂穿稻畦，樵径忽下断。

古藤摇寒柯，红柏落将半。

榆风桄露变殷紫，杉阴桧枝翠交乱。

几时饭黄精，直上铜山颠。

一为鸾凤音，万壑皆泠然。

日夕下兰坡，高歌齐扣舷。

手拂冠缨弄鱼鸟，葭汀空影相澄鲜。

渔网冲烟沙岸直，水光尽作明霞色。

回看松路起昏鸦，云暗山门众山黑。

香槎歌

汪森

香槎千岁搜空岩，一枝沈水同湖嵌。

奇珍磊砢不易致，海南贾船驰风帆。

星槎贯月海波漱，石骨并藉昆刀劖。
斫成酒器注酎酣，筵前好当金杯衔。
层崖叠嶂堆几案，苍翠郁积高巉巉。
周遭向背似飞动，疑有林麓罗松杉。
云埋雪冻虎豹睡，黄精可掘劳长镵。
中含巨壑浸潭洞，倾银注泻声汎汎。
天生巨制供快饮，神工鬼斧真不凡。
长虹吸川鲸掣海，一饮数斗何嫌馋。
荷箬竹根最琐细，爵斝觥觯都应芟。
此杯远至路万里，蛮烟蜒雨留封函。
忆当岭表事跋涉，鸰原老泪凝征衫。
恍椰树底剖椰实，炎洲紫燕鸣呢喃。
镫前回首话畴昔，捧杯玉指谁掺掺。
人生行乐畅胸臆，对酒那计忧讥谗。
奇材识赏有同嗜，顾我岂独殊酸咸。
作歌与尔共倾倒，新诗肯寄双鱼缄。

赠杜蔚门先生

吴雯

郎君谷口花无数，栖岩寺底竹千亩。
幽人来往花竹间，心与白云澹无取。
避世即是鹖冠子，忘机还应汉阴叟。
虎貘醉客欢把臂，龙藏禁方秘悬肘。
读书不厌细如发，作字何妨大同手。
将烹赤凤喜鼎温，欲采黄精愁雪厚。
药食紫芝兼丹砂，世事白衣任苍狗。
汞叶旋看铅花生，丁女正藉壬公守。

嗟余久向鸾鹤群，劳生空作马牛走。
长沙近复忧寿命，张仲恐难终孝友。
却仗我翁常尉藉，未可志气便衰朽。
昨日东郊迓春仗，一夜南园变风柳。
青旂犹欣重到眼，花胜宁嫌亦插首。
从此相过踏芳草，或可雨留剪新韭。
石镜舞鸡对乌几，湖船射鸦拍铜斗。
人生适意聊自足，鼷鼠饮河量所受。
阿谁能解踏踏歌，为翁一劝薄薄酒。

游白雀寺登弁山

王鸣盛

吴兴清远富山水，昔游所到惟城南。
平生赋命纵穷薄，尚爱秀嶂搜名蓝。
清苕入手又苍弁，志在尽取夫何贪。
凌晨出郭路诘曲，古松乔立泉成灊。
丹梯翠磴寺门内，入寺始得寻峰尖。
圣师谈经雀绕座，千年大厦仍耽耽。
香厨竹笕引远水，金函藤笈开圆龛。
居僧栽田免话堕，久废椎拂无人拈。
参禅未能且选胜，振衣步步凌崭岩。
望湖亭子一放眼，具区万顷寒磨奁。
兹山形模肖冠弁，峰少斗削多包含。
竹光照地作绀碧，禽语唤客何呫喃。
一峰突如乃弁顶，蹑峤径上攀云岚。
泠泠御风洵可乐，尽洗芥带胸无嫌。
侧闻黄龙洞奇绝，道远未得穷幽探。

何当里粮住一月，还乞佳处留团庵。

黄精有力扫白发，芒鞋便拟携长镵。

清风峡

孙先振

一磴盘旋入翠微，晚来烟霭合雾霏。

四山风雨龙初出，百尺松杉鹳独飞。

幽谷稍闻樵唱发，中峰时见寺僧归。

药苗新长黄精盛，拟办长镵与短衣。

荠苨寄胡生伯寅

黄式三

荠苨和人参，钩吻杂黄精。淄渑味谁辨，鸱凤竞齐鸣。

儒书羼老释，孰惩舒与荆。尔爱漆园书，幸而还嗜经。

训诂声音彻，徐思性与情。转圜自敏捷，苦口岂能争。

尔弹琴一曲，寄书邀我听。我疑今日谱，雅郑不分程。

魏文嗜新声，丝竹耳亦盈。岐山越裳操，都与蝇蛙并。

我憾如陶公，无弦索寂冥。读书避甚解，儱侗过一生。

子细别宫商，觊望和且平。

偶成寄仲卿彦勤两弟（二首）其一

梅曾亮

柏枧村中有故墓，吾宗苦约返茅茨。

黄精药好愁难遇，苍耳林深恐见欺。

北阮家怜门户改，南阳阡冀子孙知。

飞桥一水千峰抱，记取他年谒墓时。

辛卯夏仲兄客武昌送别后却寄

左宗棠

西风吹孤禽，瘁羽身不肥。人生奔车中，志士无光辉。
忆昨别兄时，盍旦鸣朝晖。念当远焉去，有泪不敢挥。
开怀相慰语，蹙蹙恐君悲。携手上河梁，去矣何时归。
别君未帀旬，巨浸城四围。项冥麾黑帜，闯浪堆颇黎。
日月澹无色，蛟龙专其威。哀哉泽国民，倏忽阡庐非。
传闻鹦渚间，井灶嬉鱼龟。念君不得往，如飞鸟黏黐。
嗟予少啬祐，孤露惟君依。三年客邵陵，相见时亦稀。
贫居岂能久，谁复惜分离。华颜苟无凋，白首终可期。
尘衣才一浣，忽复载行旗。江湖阻修远，我怀君岂知。
蛟龙勿君甚，蝮蜮毋君危。一家尽死丧，君我先人遗。
念兹并百忧，泣涕以涟洏。晨之西肆卜，默祷烦灵蓍。
遂遇离之九，上士详其词。积阴临阳曦，阴险阳则夷。
行者遇此兆，上吉莫如之。忧思积中肠，欲信旋复疑。
归为阿嫂说，征途亮无羁。阿喜踬踞来，强索纸背窥。
郁郁低自语，对此增感欷。湘水去悠悠，大别山巍巍。
颜色不可睹，况复音书希。故山有黄精，野涧多蕨薇。
何当早归来，与君共锄穖。

【点评】左宗棠本诗为送别诗，在表达惜别之情、感慨前路多艰之后，左氏把山中黄精当成一起共事，友谊长存的象征，很是别致。

白崖洞

郑珍

鸿蒙昔未分，积此千仞雪。开天日月嫩，不能解顽结。
其根有融处，娄络成洞穴。江穿日雷斗，撞捣忽中裂。

半随流水去，此矗面如截。刚风吹老硬，万古不受涅。
下嵌若偏厂，楣屐失前列。积阴养苔气，历久化苍铁。
蹲门绿虾蟆，一水漱其舌。白日澹波光，寒森四山闭。
沈沈百尺潭，蟠蛰富诡谲。骊龙常吐珠，腾光夜飞掣。
上下云间峰，见者大如月。两岸尽悬壁，鬼愁径路绝。
自非藉舟桨，何以达灵窟。我来仲夏末，周览叹奇兀。
攀深足余酸，题峻胆尚烈。弟子黄精粥，先生胡麻屑。
逝将兹避世，岂独拟逃热。
石上一樽酒，了觉天地别。
倚醉放归桡，回首肝肺彻。

山行

毛国翰

幽禽时复响，苔磴少人行。松径含风雨，秋山见性情。
云根香紫石，林气长黄精。落叶飘无际，清磋何处声。

龊龊游宦子示仲弟（节选）

高心夔

石钟好灵杰，匡岳临碫碫。表里双洪川，波霞会明绮。
淮扬下广鸿，盥饮无净沘。弗味石底泉，恶知河中沛。
匡樵度江岸，饷我黄精饵。谓可仙登天，勿妄忧发齿。
我忧世非身，我说子惊诡。少需发刘平，还山友兰茝。

外以校书过勤肺疾盛作

李含章

无官赢得一身轻，转为编摩病骨撑。
寡过年方逾大衍，雠经人欲老更生。

报恩心重忘疲马，招隐身留未烬樊。
珍重年年说长健，好期相伴劚黄精。

拟古（四首）其二

李长霞

丹桂气辛香，其下无蕃草。至美伏杀机，造物非颠倒。
羽士服黄精，颜色常美好。不弃小草用，遂使永寿考。
昔圣讯刍荛，侧陋多遗老。

赠顾苣塘

祖观

笑傲山林远市城，翛然物外世缘轻。
绳床经案王摩诘，僧帽儒衣顾阿瑛。
满院榉香无隐尔，一池水皱不干卿。
何当饱吃黄精粥，茅屋三间了此生。

豆叶坪

陈大章

朝望汉阳云，暮植香山杖。长风如奔湍，千林共一响。
前登见石坪，有庵大如掌。孤松翼岭深，残霞延月上。
黄精具嘉蔬，□叶罗新饷。已作山中人，惯受伊蒲享。
悟彼服食者，虚结烟岚想。

第六节　黄精词曲赋散文及小说

踏莎行·山居十首（其九）

张抡

割断凡缘，心安神定。山中采药修身命。

青松林下茯苓多，白云深处黄精盛。

百味甘香，一身清净。吾生可保长无病。

八珍五鼎不须贪，荤膻浊乱人情性。

武陵春

毛滂

维岳分公英特气，万丈拂长虹。

丙魏萧曹总下风。千载友夔龙。

宝熏袅翠昏帘绣，嘉颂佩绅同。

不用黄精扫鬓中。元是黑头翁。

水调歌头·登紫霄峰

詹玉

藜杖破晴碧，铁笛叫苍寒。此中别有天地，初不是人间。

落魄半生诗酒，自在一襟风月，知我者庐山。

抚剑九州隘，飞笔五湖乾。采黄精，煮白石。勘元关。

有时龙吟虎啸，沧海一丸丹。俯仰百年宇宙，移换几番陵谷。

尘世只如闲。长啸上天去，直赴紫薇班。

山中

张可久

一方明月杏花坛，剑气霞光烂。

回首蓬莱自长叹，佩秋兰，黄精已够山中饭。

劳心又懒，干名不惯，归伴野云闲。

梁州

李致远

无中有娇儿姹女，有中无火枣金丹。温温铅鼎清光烂。

一泓水静，一片云闲。一轮月满，一点神安。

断七情宝剑光寒，避三尸午夜更残。

秘天真离坎交驰，纵玄旨乙庚配绾，炼希夷金木间关。

药阑，岁晚，黄精满地和烟拣，安排净蚌珠灿。

耿耿灵台照夜阑，去蕙留兰。

行香子

无名氏

寂寂寥寥。洒洒潇潇。淡生涯、一味逍遥。

傍临谷口，斜枕山腰。有竹篱门，荆扫帚，草团标。

宽布麻袍。大绪长条。挂一条、曲律藤梢。

黄精自煮，苍术亲熬。有瓦汤瓶，砂釜灶，葫芦瓢。

邯郸道省悟黄粱梦（元杂剧）

【玉翼蝉煞】那先生自舞自歌，吃的是仙酒仙桃，住的是草舍茅庵，强如龙楼凤阁。白云不扫，苍松自老；青山围绕，淡烟笼罩。黄精自饱，灵丹自烧。崎岖峪道，凹答岩壑；门无绰楔，洞无销钥；香焚石桌，笛吹古调；云黯黯，水迢迢，风凛凛，雪飘飘，柴门静，竹篱牢。过了那峻岭尖峰，曲洞寒泉，长林茂草，便望见那幽雅仙庄，这些是道。

铁拐李度金童玉女（元杂剧）

【黄钟尾】你那里白云封洞烧丹灶，争似俺锦水流香泛碧桃？我这头巾上珍珠砌成文藻，玉兔鹘金厢系绣袍。紫丝缰金鞍骏马骄，葵花凳靴尖斜款挑。虞候亲随护从着，茶褐罗伞云也似绕，绛蜡纱灯月也似皎。重裀卧铺陈换副儿交，列鼎食珍馐拣口儿飨。你止不过掘黄精和土斫，砍青松带叶烧，蒸云腴煮藜藿，饮涧泉吃仙药。这两般可是那件儿好？

于伯渊（出处不详）

【五煞】饭已熟，睡正酣，尽他世味无如淡。诗囊经卷随藜杖，苍木黄菁满药篮。回头笑，青钱拍板，乌帽蓝衫。

不伏老

冯惟敏（明传奇）

【沉醉东风】叹经行多非旧主。（〔俫〕走了这几日，还看不见家。南山在哪里？几时方得到家也！〔末〕远远地望见东北上，雾腾腾的，下面就是南山顶儿。）望烟霞笑指吾庐。一遭儿水绕合，四下里山围住。紧拴装画里樵渔，烂煮黄精旋打鱼，到大来身安意足。

游七山寺赋（节选）

西梁·萧詧

复有牛膝鸡肠，誉头燕草，甘菊辛夷，苦参酸枣，紫苑赤箭，黄菁白薇，天门地骨，肉芝石脑，神农是尝，仙经是造。

太华赋（节选）

王祖嫡

伐五粒之巨松兮俯拾琥珀，憩长春之石室兮横吹玉笛，碧云渐合兮辽空暝色，美人延伫兮摇摇心恻，于是歌竹，几掩柴扃，煮白石，饵黄精，牖隙晖晃，非磷非萤，乍远乍近，忽灭忽荧，穿丛薄而无景，度锐利峤而有声，峡口吐月，冷浸玉京，虽逾望之渐亏，顾澄宇之倍明。

太岳太和山赋（节选）

杨琚

万年松、千岁艾、九仙子、天南星、白何首乌、紫花地丁、苦参百合、甘菊黄精，采之可以疗诸疾，服之可以制颓龄。

荆湖山川人物赋（节选）

韩杨

白术、桔梗、柴胡、香薷、乌药、山豆、黄芩、地榆、细辛、枳壳、葶苈、茱萸，云母之石，仙灵之皮，亦有黄柏、金樱、紫苏、苍耳、桑白、芫花、麻黄、枸杞、木贼、牵牛、荆芥、白芷、厚朴、菖蒲、门冬、附子、瓜蒌、茵陈、贝母、薏苣，野葛之根，山栀之子，及有豨莶、芍药、半夏、南星、糖毬、白及、薯蓣、黄精、沙菊、紫苑、地肤、决明、五茄、通草、百合、茯苓，楮槐之实，金银之藤，夏艾之叶，秋菊之英，可以卫生而济世，可以益寿而延龄。

答冯子华书

王绩

吾河渚间有先世田十五六顷，奴婢数人，足以应役。用天之道，分地之利，耕耘穑穑，黍秫而已。多养凫雁，广牧鸡豚，黄精、白术、枸杞、薯蓣，朝夕采掇，以供服饵。床头素书数帙，庄老及易而已。每遇天气晴朗，咏谢康乐诗，渺然尽陂泽山林之思。觉瀛洲方丈，森然在目前。或时与舟子渔人方潭并钓，俯仰极乐，戴星而归。歌咏以会意为工，不必与悠悠闲人相唱和也。烟霞山水，性之所适。暮春三月，登于北山，松柏群吟，藤萝翳景，意甚乐之。赏洽兴阑，还归河渚，蓬室瓮牖，弹琴诵书。优哉游哉，聊以永岁。足下谓何如也？

谢大尹节斋赵公（《柴氏四隐集》）

虽嵇康之交绝，觉渊明之兴佳，合眼咏离骚，何心时事，支颐听蟋蟀，满耳寒声。闲领妻儿摘黄精而寻术，时佣僮仆采青蔓而锄芋，愿希陋巷以安贫，无致长安之羞泪，一丘一壑可以忘情，山北山南聊用卒岁，缅思昔也，以狂触而万死岂分？于今得公言以再造，终身佩鼎彝之恩，高压华岳，没齿存衔结之报，深仰星河，惟谨丹衷西属，敢即酬献知己。敷陈罔既，悚怵增洁，某月某日望顿首。

法眼寺记

袁宏道

余见天下衲子多矣，穷山僻谷，或未尽见；然求苦参密，究具宗门，正知见者如吾友无念禅师，实近日海内之优昙也。禅师麻城人，名深，有十余岁而遍参诸方，口无味，身无衣，足无履者几三十余年，凡宗门大老，若遍融云外，大安大方辈，靡不咨叩，久之豁然有入、始卓锡于麻城之龙潭湖，与异人李卓吾为友；后复厌喧，寄栖商城之黄檗山。山势博大崇耸，迥无人迹，念公见而爱之，涉其颠复，睹平衍，乃曰：是可田。询之山下民，则曰此商城张太学田也，岁久不治，已同石田。念公曰：田虽荒可垦。僧众居此参禅念佛之暇，令其开荒种畦，可足一年粮，吾可藉此为终老计。会十兄弟访李异人及念公于湖上，念公自山中来，语及山中事。是时予同年范光父，令商城。予走一字语之，光父欣然，以檀施事属太学，太学大喜，愿尽以施僧。念公念田荒芜已久，非数年可尽辟者，今受田，当并受粮，田荒粮重，恐反成累，遂语太学曰：檀越以全田见施，极是利益，但恐僧人一时难垦，愿开一亩，则僧完一亩之粮。太学如命。于时龙湖本色衲子，安分度日，不为虚浮，无忌惮之行者，半居此山。剪荆棘，治蓁楚，虎豹之与居，猿狄之与伍，数年以后，佛殿僧舍，粗可居住。衲子躬耕，自锄自种自食，无求于世，即道可办，居然有古丛林之风。

予闻而喜之，嗟乎！十方檀施，极非细事耕种而食，虽较劳苦，而食之无愧。且古大善知识，皆亲自锄田栽菜，腰镰荷锸，不以为苦。后来学者，才有一知半解，便思坐曲录床，受人天供养；次者鼾鼾饱食，褡帽长衣，烧香煮茶，作山人冶客之态，耕种之事愈所耻而不为；末法衰替景象，于此可见。今黄檗如是，何异古百丈黄檗乎！又闻其上麋鹿，多躁田苗，僧皆架屋夜守，佛声浩浩，山答谷应，四季有野菜黄精可食。予又闻而乐之，愿与念公共住，昔五祖演云：今年一寺庄田，颗粒不收，不以为虑，唯一千五百衲子，一夏举一个狗子无佛性话，竟无一人发明，深为可忧。今黄檗山中诸衲子，其有能发明狗子无佛性话者，有耶无耶？或有所待耶？皆未可知。然近日狂禅炽盛，口谈此事，现成一切无碍者，项背相接，与其豁达空以拨无因果真，不如老实修行，念佛之为妥当也。愿念公严立藩篱，与此清净道侣老于此山，其有訑訑然；为无忌惮之言，行无忌惮之行，口角圆滑，我慢贡高者，不许停此山一时一刻，庶几儿孙相传，法堂之草永不复生矣。

作为充满野趣的神魔小说，黄精在《西游记》中多处出现，现举于下：

春采百花为饮食，夏寻诸果作生涯。秋收芋栗延时节，冬觅黄精度岁华。(第一回)

次日，众猴果去采仙桃，摘异果，刨山药，斸黄精，芝兰香蕙，瑶草奇花，般般件件，整整齐齐，摆开石凳石桌，排列仙酒仙肴。但见那：金丸珠弹，红绽黄肥。金丸珠弹腊樱桃，色真甘美；红绽黄肥熟梅子，味果香酸。鲜龙眼，肉甜皮薄；火荔枝，核小囊红。林檎碧实连枝献，枇杷缃苞带叶擎。兔头梨子鸡心枣，消渴除烦更解酲。香桃烂杏，美甘甘似玉液琼浆；脆李杨梅，酸荫荫如脂酸膏酪。红囊黑子熟西瓜，四瓣黄皮大柿子。石榴裂破，丹砂粒现火晶珠；芋栗剖开，坚硬肉团金玛瑙。胡桃银杏可传茶，椰子葡萄能做酒。榛松榧柰满盘盛，橘蔗柑橙盈案摆。熟煨山药，烂煮黄精，捣碎茯苓并薏苡，石锅微火漫炊羹。人间纵有珍馐味，怎比山猴乐更宁？

（第一回）

那八戒哪管好歹，放开肚子，只情吃起。也不管甚么玉屑米饭、蒸饼、糖糕、蘑菇、香蕈、笋芽，木耳、黄花菜、石花菜、紫菜、蔓菁、芋头、萝蔔、山药、黄精，一骨辣噇了个罄尽，喝了五七杯酒。（五十四回）

说不尽蘑菇、木耳、嫩笋、黄精，十香素菜，百味珍馐。往来绰摸不曾停，进退诸般皆盛设。（七十九回）

林檎、橄榄、莲肉、葡萄、榧、奈、榛、松、荔枝、龙眼、山栗、风菱、枣儿、柿子、胡桃、银杏、金橘、香橙，果子随山有；蔬菜更时新：豆腐、面筋、木耳、鲜笋、蘑菇、香蕈、山药、黄精。石花菜、黄花菜，青油煎炒；扁豆角、豇豆角，熟酱调成。（八十二回）

由上可以总结出来，黄精在《西游记》里被当作重要的食材，首先是冬季山中采收的主要品种，其次与蘑菇、山药等山中常见野味被认为是蔬菜的一种参与宴席的烹调；但没有强调其养生功效，这是有别于其他作品的一点。

结　　语

　　在本书的最后，引用李良松教授所写的 3 首黄精诗作当作结语。黄精膏是李良松教授力推的黄精制品。李良松教授指出，现在膏方的使用越来越普遍，但膏方的增稠剂大多使用阿胶、鹿角胶、龟板胶等动物胶，这对素食者和佛教信仰者来说非常难以接受。因此，李良松教授提出了是素膏的概念，即用黄精胶取代阿胶、鹿角胶和龟板胶，这是一项非常重要的创举。在这里，引借李良松教授关于黄精的诗作 3 首：

1. 咏黄精膏

常煮太阳草，仙颜永不老。
气机百脉顺，脏腑阴阳调。

2. 黄精膏赞

妙用龙衔草，制成九转膏。
驻颜有圣药，却老出奇招。
鹿竹添上寿，神苨育心苗。
前效彭高祖，后学王子乔。
仙方惊杏海，秘法傲天朝。
可补阴阳气，能催精血调。
六经常燮理，八脉莫伐交。
欲造丹家物，须得仔细熬。

注：龙衔草、鹿竹、神莵等都是黄精的别名。

3. 咏黄精

黄芝养浩气，老少皆称宜。

仙鹿送竺草，神龙衔凤犀。

救穷有米脯，养性在宽颐。

玉兔捣香药，垂珠天下奇。

注：黄芝、鹿竹、龙衔、米脯、救穷、兔竹、垂珠等都是黄精的别名。